Somnología

APRENDA
MEDICINA DEL SUEÑO
EN UNA SEMANA

Teófilo Lee-Chiong MD
Somnólogo
Patricia Hidalgo Martínez MD
Internista neumóloga

Prefacio

Disfruta la noche

Teófilo Lee-Chiong MD
Somnólogo
División de Medicina del sueño
National Jewish Health
Universidad de Colorado Denver
Facultad de Medicina
Denver, Colorado

Patricia Hidalgo Martínez MD
Internista Neumóloga
Laboratorio de sueño
Hospital Universitario San Ignacio
Pontificia Universidad Javeriana
Facultad de Medicina
Bogotá, Colombia

A Grace Zamudio y Zoe Lee-Chiong.

A Rosario, Bernardo, Andrea y Carlos.

Abreviaturas

ACS	Apnea central del sueño
ACTH	Hormona adrenocorticotrópica
AMM	Avance maxilo-mandibular
AOS	Apnea obstructiva del sueño
APAP	Auto-titulación de presión positiva en la vía aérea
ARBNB	Agonista del receptor de benzodiacepina no benzodiacepínico
ATC	Antidepresivo tricíclico
ATM	Articulación temporomandibular
BPAP	Presión positiva binivel en la vía aérea
BZ	Benzodiacepina
CA	Corriente alterna
CD	Corriente directa
CO_2	Dióxido de carbono
CPAP	Presión continua positiva en la vía aérea
CRF	Capacidad residual funcional
CRH	Hormona liberadora de corticotropina
CVF	Capacidad vital forzada
CVP	Contracciones ventriculares prematuras
DM	Diabetes mellitus
DS	Deprivación de sueño
DZ	Dicigoto
EAAV	Evento aparentemente amenazador de la vida
EAC	Enfermedad arterial coronaria
ECG	Electrocardiografía
EEG	Electroencefalografía
EMG	Electromiografía
EOG	Electro-oculografía
EP	Enfermedad de Parkinson
EPAP	Presión espiratoria positiva en la vía aérea
EPOC	Enfermedad pulmonar obstructiva crónica
ERT	Enfermedad renal terminal
ES	Eficiencia de sueño
ESE	Escala de somnolencia de Epworth
FC	Frecuencia cardíaca
FCC	Falla cardíaca congestiva
FDA	Administración de alimentos y medicamentos
FEVI	Fracción de eyección del ventrículo izquierdo
FNT	Factor de necrosis tumoral
FR	Formación reticular
FrR	Frecuencia respiratoria
GABA	Acido gama-aminobutírico
GC	Gasto cardíaco
GH	Hormona del crecimiento
GHRH	Hormona liberadora de hormona del crecimiento
GI	Gastrointestinal
Hcrt	Hipocretina
HLA	Antígeno humano de leucocitos-complejo mayor de histocompatibilidad
Hz	Hertz (ciclos por segundo)
IA	Indice de apnea
IAH	Indice de apnea hipopnea
ICAM	Molécula de adhesión intercelular
IFF	Insomnio familiar fatal

IL	Interleukina
IMAO	Inhibidor de la monoaminooxidasa
IMC	Índice de masa corporal
IMLA	Inicio de melatonina por luz atenuada
IMPE	Índice de movimiento periódico de extremidades
IPAP	Presión inspiratoria positiva en la vía aérea
ISRS	Inhibidores selectivos de la recaptación de serotonina
LCR	Líquido cefalorraquídeo
LIS	Latencia de inicio de sueño
LS MOR	Latencia de sueño de movimientos oculares rápidos
MOR	Sueño de movimientos oculares rápidos
MORs	Movimientos oculares rápidos
MPES	Movimiento periódico de extremidades del sueño
MPEV	Movimientos periódicos de extremidades en vigilia
MZ	Monocigoto
N1	Etapa 1 del sueño No MOR
N2	Etapa 2 del sueño No MOR
N3	Etapa 3 (y 4) del sueño No MOR
No MOR	No movimientos oculares rápidos
NSQ	Núcleo supraquiasmático
O_2	Oxígeno
PA	Presión arterial
$PaCO_2$	Presión parcial arterial de dióxido de carbono
PaO_2	Presión parcial arterial de oxígeno
PAP	Presión positiva en la vía aérea
PCR	Proteína C-reactiva
P_{CRIT}	Presión crítica de cierre
PET	Tomografía con emisión de positrones
$PetCO_2$	Presión parcial end-tidal de dióxido de carbono
PGO	Ponto-geniculo-occipital
PRI	Pletismografía respiratoria por inductancia
PSG	Polisomnografía
PSVI	Patrón sueño-vigilia irregular
$PtcCO_2$	Presión parcial transcutánea de dióxido de carbono
QOL	Calidad de vida
R	Etapa MOR del sueño
RCS	Respiración de Cheyne Stokes
RDI	Índice de alteraciones respiratorias
RERA	Despertar asociado con esfuerzo respiratorio
RGE	Reflujo gastroesofágico
RMN	Resonancia magnética nuclear
RVP	Resistencia vascular pulmonar
RVS	Resistencia vascular sistémica
SaO_2	Saturación de oxígeno
SDE	Somnolencia diurna excesiva
SHACC	Síndrome de hipoventilación alveolar central congénita
SHO	Síndrome de hipoventilación obesidad
SIDA	Síndrome de inmunodeficiencia adquirida
SMNSI	Síndrome de muerte nocturna súbita inexplicada
SMSI	Síndrome de muerte súbita del infante
SNA	Sistema nervioso autónomo
SNC	Sistema nervioso central
SOREMP	Período de inicio de sueño MOR
SPECT	Tomografía computada con emisión de fotón único
SPI	Síndrome de piernas inquietas
SRAVAS	Síndrome de resistencia aumentada de la vía aérea superior

TAC	Tomografía computada
TCC	Terapia cognitiva comportamental
TCM	Trastorno de comportamiento del MOR
TCmax	Temperatura corporal máxima central
TCmin	Temperatura corporal mínima central
TCRS	Trastorno del comer relacionado con el sueño
TDAH	Trastorno de déficit de atención con hiperactividad
TEPT	Trastorno de estrés postraumático
TFAS	Trastorno de fase avanzada del sueño
TFRS	Trastorno de fase retardada del sueño
TLD	Tegmento laterodorsal
TLMS	Test de latencia múltiple del sueño
TMA	Test de mantenimiento de alerta
TMPE	Trastorno de movimiento periódico de extremidades
TPP	Tegmento pedúnculopontino
TRAS	Trastorno respiratorio asociado al sueño
TRCS	Trastorno del ritmo circadiano del sueño
TRH	Terapia de reemplazo hormonal
TSATT	Trastorno del sueño asociado a trabajo por turnos
TSH	Hormona estimulante del tiroides
TSNA	Trastorno de sueño no alineado
TTP	Tiempo de tránsito de pulso
TTS	Tiempo total de sueño
UCI	Unidad de cuidado intensivo
UPFP	Uvulopalatofaringoplastia
V/Q	Ventilación-perfusión
VA	Vía aérea superior
VC	Volumen corriente
VCAM	Molécula de adhesión celular vascular
VD	Ventrículo derecho
VEF_1	Volumen espiratorio forzado en el primer segundo
VI	Ventrículo izquierdo
VLPO	Preóptico ventrolateral
VRE	Volumen de reserva espiratoria
VSA	Ventilación servo-adaptable
W	Etapa alerta
WASO	Tiempo alerta después del inicio del sueño

Para esta semana

Sueño: Una introducción muy breve

1. El sueño es un estado complejo reversible; sus características principales incluyen quiescencia del comportamiento y respuesta disminuida a los estímulos externos comparado con el estado de vigilia.

2. El sueño es ambas, una función del cerebro y funciona para el cerebro. El sueño es generado y mantenido por conexiones neurales centrales que utilizan neurotransmisores específicos que se localizan en áreas específicas del cerebro; estas conexiones son generalmente redundantes y la destrucción de cualquier área particular localizada es improbable que anule completamente el estado de sueño.

3. Aunque permanece difícil de alcanzar una teoría completa sobre la función/es del sueño (por ejemplo, el sueño puede encargarse de múltiples necesidades fisiológicas), es incuestionable que el sueño es central para el desarrollo y desempeño óptimo del cerebro.

4. Una relación bidireccional existe entre las ciencias de la medicina del sueño y la medicina general, neurología, siquiatría y cirugía. De hecho, síntomas de trastornos de estas ciencias son modificados por, y más importantemente pueden llevar a, disrupción del sueño. Así, que la ciencia de la medicina del sueño es verdaderamente multidisciplinaria.

Todo está en el cerebro

Generalidades
1. Vigilia, sueño No MOR y sueño MOR son cada uno generado y mantenido por neuronas diferentes y conexiones neurales que utilizan neurotransmisores específicos.

Sistemas neurales que generan el estar alerta
1. Formación reticular ascendente en la médula, el puente y el mesencéfalo (neurotransmisor: glutamato): Vías aferentes que se proyectan al tálamo y a la corteza cerebral.
2. Cerebro anterior (prosencéfalo) basal [núcleos TPP y TLD] (acetilcolina).
3. Hipotálamo (hipocretina).
4. Locus cerúleo (norepinefrina).
5. Núcleo tuberomamilar (histamina).
6. Área ventral del tegmento (dopamina).

Dos vías mayores de la formación reticular ascendente
1. Vía tálamocortical dorsal: FR ⇒ tálamo (núcleo talámico de la línea media e intralaminar) ⇒ corteza cerebral.
2. Vía ventral: FR ⇒ hipotálamo posterior y subtálamo ⇒ cerebro anterior (prosencéfalo) basal ⇒ corteza cerebral.

Sistemas neurales que generan el sueño No MOR
1. Área VLPO del hipotálamo (neurotransmisores: GABA y galanina).
2. Cerebro anterior (prosencéfalo) basal (GABA y adenosina).
3. Núcleo del tracto solitario.
4. Corteza órbitofrontal.
5. Tálamo.
   a. Husos de sueño son generados por el núcleo talámico reticular (GABA).

Sistemas neurales que generan el sueño MOR
1. Mesencéfalo caudal y puente rostral (núcleos TPP y TLD).
   a. Reticularis pontis oralis (puente dorsolateral).
2. Núcleo magnocelular (médula ventromedial).
3. Las ondas ponto-geniculo-occipitales (PGO) son generadas en el puente (dorsolateral) acompañadas por la activación del núcleo geniculado lateral y la corteza occipital.
4. El sueño MOR se asocia con la activación de neuronas "MOR-encendido" y con la inhibición de neuronas "MOR-apagado":
   a. Neuronas "MOR-encendido": colinérgicas.
   b. Neuronas "MOR-apagado": Noradrenérgicas (locus cerúleo), serotoninérgicas (rafé dorsal) e histaminérgicas (núcleo tuberomamilar).
5. La atonía muscular asociada al sueño MOR se debe a potenciales inhibitorios pos-sinápticos: puente (perilocus cerúleo del tegmento póntico) ⇒ tracto lateral tegmento-reticular ⇒ neuronas medulares magnocelular ⇒tracto ventrolateral reticuloespinal ⇒ neuronas motoras de las células de las astas anteriores de la médula espinal(glicina).

Tono aminérgico vs. colinérgico
1. Diferencias en el tono aminérgico y colinérgico ocurren durante la vigilia, el sueño No MOR y el sueño MOR.
2. Actividad de las neuronas aminérgicas:
   a. Vigilia: ↑.
   b. Sueño No MOR: ↓.
   c. Sueño MOR: ↓.
3. Actividad de las neuronas colinérgicas:
   a. Vigilia: ↑.
   b. Sueño No MOR: ↓.
   c. Sueño MOR: ↑.

Neurotransmisores del sueño y la vigilia

En esta sección
Generalidades
Acetilcolina
Adenosina
Dopamina
Acido Gama-aminobutírico
Glutamato
Glicina
Histamina
Hipocretina (orexina)
Inmuno-moduladores y péptidos
Melatonina
Norepinefrina
Serotonina

Generalidades

1. Principales neurotransmisores involucrados en la generación del estado de vigilia incluyen:
   a. Acetilcolina.
   b. Dopamina.
   c. Glutamato.
   d. Histamina.
   e. Hipocretina (orexina).
   f. Norepinefrina.
   g. Serotonina.
2. Principales neurotransmisores involucrados en la generación del sueño incluyen:
   a. Acetilcolina (Sueño MOR).
   b. Adenosina.
   c. GABA.
   d. Glicina.
3. Acetilcolina es el principal neurotransmisor del sueño MOR. GABA es el principal neurotransmisor del sueño No MOR.

Acetilcolina

1. Neurotransmisor de la vigilia y del sueño MOR.
2. Las neuronas están localizadas primariamente en el cerebro anterior (prosencéfalo) basal y en TPP/TLD en el tallo cerebral.
3. Responden a la desincronización EEG cortical durante la vigilia y el sueño MOR. Receptores colinérgicos muscarínicos en la formación reticular póntica son importantes en la regulación del sueño MOR.
4. Agonistas colinérgicos (por ejemplo, fisostigmina) disminuyen LS MOR. Medicamentos anticolinérgicos (por ejemplo, ATC) disminuyen el sueño MOR.

Adenosina

1. Neurotransmisor del sueño.
2. Neuronas localizadas primariamente en el cerebro anterior (prosencéfalo) basal.
3. Los niveles aumentan progresivamente durante el estado de alerta prolongado (por ejemplo, responde al impulso homeostático de sueño) y disminuye durante el sueño.
4. Los bloqueadores de los receptores de adenosina (por ejemplo, cafeína) aumentan el estado de alerta.

Dopamina

1. Neurotransmisor de la vigilia y el sueño MOR.
2. Neuronas localizadas primariamente en la sustancia nigra y el área ventral del tegmento del tallo cerebral.
3. La activación de los receptores D1 aumentan el estado de alerta.
4. Las anfetaminas incrementan la liberación de dopamina (promueven la vigilia).
5. Agonistas de receptores D2/D3 de dopamina (pramipexol y ropinirol) pueden causar sedación.

Acido gama-aminobutírico

1. Neurotransmisor del sueño.
2. Principal neurotransmisor inhibitorio del SNC.
3. Neuronas localizadas primariamente en el VLPO, tálamo, hipotálamo, cerebro anterior (prosencéfalo) basal y la corteza cerebral.
4. Los barbitúricos, BZ y ARBNBs (por ejemplo, eszopiclone, zaleplón y zolpidem) actúan vía el receptor GABA-A. El gama-hidroxibutirato (oxibato de sodio) actúa vía

el receptor GABA-B.

5. El receptor GABA-A, el mayor receptor GABA, es un canal iónico de cloro de membrana. Consta de 5 subunidades (a menudo 2 alfa, 2 beta y una gama), cada una con varios subtipos. La unión de los agonistas de BZ a los receptores de BZ en la subunidad alfa-gama del complejo incrementa la corriente de cloro al sitio del receptor GABA.

Glutamato
1. Principal neurotransmisor excitatorio del SNC.

Glicina
1. Principal neurotransmisor inhibitorio en la médula espinal. Responsable de la hiperpolarización (inhibición) de las motoneuronas espinales que causan la atonía/hipotonía asociada al sueño MOR.

Histamina
1. Neurotransmisor de la vigilia.
2. Neuronas localizadas primariamente en el núcleo tuberomamilar hipotalámico posterior y proyectadas al cerebro anterior (prosencéfalo). Inhibe el área preóptica promotora de sueño.
3. Neuronas histaminérgicas son inhibidas por neuronas GABAérgicas VLPO.
4. Los bloqueadores de primera generación del receptor de histamina-1 causan sedación.

Hipocretina (orexina)
1. Neurotransmisor de la vigilia.
2. Neuronas localizadas primariamente en la región lateral hipotalámica perifornical.
3. Actúa sobre otros centros del SNC relacionados con la regulación del sueño-vigilia, incluyendo el rafé dorsal, el cerebro anterior (prosencéfalo) basal, locus cerúleo,

núcleo tuberomamilar y la médula espinal.
4. Dos receptores: hipocretina-1 y 2.
5. La disfunción del sistema de hipocretina se asocia a narcolepsia-cataplejía.
6. Las hipocretinas también están involucradas en la regulación del apetito, temperatura corporal y PA.

Inmuno-moduladores y péptidos
1. IL-Iβ, IL-6, FNTα, prostaglandina D2, péptido delta inductor de sueño, péptido intestinal vasoactivo, hormona de liberación de la hormona de crecimiento y PCR promueven el sueño No MOR.

Melatonina
1. Producida por la glándula pineal durante la noche. La secreción está inhibida por la exposición a la luz. Los receptores de melatonina están presentes en el NSQ (regulación del ritmo circadiano) y el hipotálamo (termorregulación).

Norepinefrina
1. Neurotransmisor de la vigilia.
2. Neuronas localizadas primariamente en el locus cerúleo. Actividad de neuronas: Vigilia > No MOR > MOR.
3. Los agonistas de catecolaminas, tales como isoproterenol, incrementan el despertar y el estado de alerta.

Serotonina
1. Neurotransmisor de la vigilia.
2. Neuronas localizadas primariamente en los núcleos del rafé y tálamo, con proyecciones al cerebro anterior (prosencéfalo). Actividad de las neuronas: vigilia > No MOR > MOR.
3. Medicamentos que inhiben la serotonina reducen el sueño MOR. Los ISRSs pueden causar insomnio.

Qué sucede durante el sueño

Sistema nervioso autónomo

1. Durante el sueño No MOR comparado con la vigilia: ↓ actividad simpática y ↑ actividad parasimpática.
2. Durante el sueño MOR comparado con el sueño No MOR: ↓ actividad simpática y ↑ actividad parasimpática. Transitorio ↑ en actividad simpática durante el sueño MOR fásico.
3. En pacientes con AOS: ↑ actividad simpática durante ambos, vigilia y sueño (comparado con personas sin AOS). La terapia efectiva con PAP disminuye esta elevación en la actividad simpática.

Sistema respiratorio

1. *Control de la respiración*: Ambos controles, metabólico (por ejemplo, pH, PaO_2, y $PaCO_2$) y comportamental durante la vigilia. Control metabólico solamente durante el sueño.
2. *Respuestas ventilatorias hipóxica e hipercápnica*:
   a. ↓ Durante el sueño No MOR (comparado con la vigilia).
   b. ↓↓ Durante el sueño MOR.
   c. Nota: Hay diferencias por género en las respuestas ventilatorias. Entre las mujeres, la respuesta ventilatoria hipóxica es similar durante ambos, la vigilia y el sueño No MOR. Una mayor reducción en el impulso ventilatorio hipóxico ocurre desde la vigilia al sueño en hombres comparado con las mujeres.
3. *Parámetros de gases arteriales*: Comparados con la vigilia, ↓ PaO_2 en 2-12 mmHg, ↑ $PaCO_2$ en 2-8 mmHg, y ↓ SaO_2 en 2% durante el sueño.
4. *Tono de los músculos dilatadores de la VA*:
   a. ↓ Durante el sueño No MOR (comparado con la vigilia).
   b. ↓↓ Durante el sueño MOR.
5. *Respuesta ventilatoria al incremento de la resistencia inspiratoria*: ↓ Durante el sueño (comparado con la vigilia).
6. *Actividad de los músculos accesorios de la respiración*:
   a. ↓ Durante el sueño No MOR (comparado con la vigilia).
   b. ↓↓ Durante el sueño MOR.
7. *Volumen corriente y la ventilación minuto*: ↓ Durante el sueño (comparado con la vigilia).
8. *Patrones respiratorios durante el sueño*:
   a. Sueño N1: Respiración periódica con episodios de hipopneas e hiperpneas.
   b. Sueño N3: Frecuencia y amplitud de la respiración, estables y regulares.
   c. Sueño MOR: Patrón irregular de la respiración (FrR y VC variables). Apneas centrales o respiración periódica pueden ocurrir durante la fase fásica del MOR.
9. *Actividad de las neuronas motoras frénicas y el diafragma:* Permanece intacta durante el sueño MOR.

Sistema cardiovascular

1. Parámetros cardiovasculares:
   a. *Sueño No MOR comparado con la vigilia :* ↓ FC, ↓ GC, ↓ PA y =/↓ RVS.
   b. *Sueño MOR tónico comparado con el sueño No MOR*: ↓ FC, ↓ GC, ↓ PA y ↓ RVS.

c. *Sueño MOR fásico comparado con el sueño No MOR y el sueño MOR tónico*: ↑ FC, ↑ GC, ↑ PA y ↑ RVS.
d. *Durante los despertares*: ↑ FC, ↑ GC, ↑ PA y ↑ RVS (debido a incremento en el tono simpático).
2. La PA sistólica nocturna comúnmente es 10% menor que la PA sistólica diurna (fenómeno "descenso").
3. Correlación clínica:
   a. Distribución diurna de los eventos cardíacos isquémicos y arritmias letales: Pico en la mañana temprano (6-11 am).
   b. ↓ frecuencia de CVPs durante el sueño comparado con la vigilia. Sin embargo, ↑ en CVPs durante el sueño en algunas personas (por ejemplo, trastornos neurológicos). Las CVPs son más frecuentes durante el sueño MOR que en el No MOR.
   c. ↑ frecuencia de angina Prinzmetal temprano en la mañana (4-6 am), particularmente durante el sueño MOR.

Sistema gastrointestinal
1. ↓ tasa de deglución.
2. ↓ producción salival.
3. ↓ motilidad esofágica.
4. Ritmicidad circadiana en la secreción basal de ácido gástrico:
   a. Pico entre 10 pm y 2 am.
   b. Nadir entre 5 am y 11 am.
5. ↑ secreción de ácido gástrico durante el sueño en personas con enfermedad ulceropéptica.
6. ↓ motilidad intestinal (por ejemplo, complejo motor migratorio) y tono motor. ↑ actividad motora intestinal con alertamientos y despertares.
7. ↑ actividad motora rectal (con propagación retrógrada de contracciones que contribuyen a la continencia rectal durante el sueño).
8. ↓ presión del canal anal.
9. Correlaciones clínicas:
   a. *Reflujo gastroesofágico.*
      i. El RGE es menos común durante el sueño comparado con la vigilia.
      ii. El RGE relacionado con el sueño se asocia con tiempo de depuración del ácido esofágico más prolongado y mayor duración de contacto de la mucosa con ácido.

iii. La prevalencia de RGE asociado al sueño está incrementada en pacientes con AOS. La terapia óptima con PAP puede reducir los síntomas de RGE.
b. *Síndrome de intestino irritable.*
   i. Condiciones relacionadas con el sueño: Pobre calidad de sueño en 25-30% de las personas (correlacionado con dolor, síntomas dispépticos y depresión).
   ii. Características de la PSG : No diferencias significativas de los controles normales.

Sistema renal
1. ↑ Reabsorción de agua.
2. ↓ Filtración glomerular.
3. ↑ Liberación de renina (durante el sueño No MOR).
4. Correlaciones clínicas:
   a. El ↑ de la actividad del sistema nervioso simpático renal y la activación del sistema renina-angiotensina contribuyen a la elevación de la PA relacionada con AOS.
   b. Personas con AOS tienen una prevalencia incrementada de nocturia, que mejora con la terapia óptima de PAP.

Sistema genito-urinario
1. Tumescencia peneana (hombres) y tumescencia clitoriana y congestión vaginal (mujeres).

Sistema endocrino
1. El sueño se aumenta por la GHRH, neuropéptido γ y ghrelina.
2. El sueño se inhibe por la somatostatina y CRH.

Hormona del crecimiento
1. Liberación de GH ocurre primariamente durante el sueño N3. La secreción de GH también puede ocurrir sin sueño N3 (por ejemplo, posición supino relajada). La DS puede suprimir la secreción de GH.
2. Hay un pico en la secreción de GH (al inicio del sueño) en hombres. En mujeres se pueden ver varios picos en la secreción de GH a lo largo del día y la noche.
3. GHRH promueve el sueño (por ejemplo, ↑ N3 y ↑ R) en hombres. La somatostatina, antagonizando GHRH, reduce el sueño N3.

4. Correlaciones clínicas:
   a. ↓ N3 en pacientes con deficiencia de GH.
   b. Alta prevalencia de AOS y ACS en acromegalia. Mayor probabilidad de AOS se relaciona con anormalidades en las estructuras esqueléticas y tejidos blandos (por ejemplo, ↑ volumen lingual, desplazamiento posterior de la lengua debido a crecimiento óseo facial vertical, desplazamiento inferior del hueso hioides e hipertrofia del tejido faríngeo).
   c. La terapia de acromegalia con cirugía (hipofisectomía transesfenoidal) u octreótide pueden mejorar TRAS.
   d. Pacientes con narcolepsia tienen mayores niveles de GH comparados con controles sanos.
   e. AOS se asocia con bajos niveles de GH. GH se incrementa con terapia PAP.
   f. Con la edad, GH disminuye debido a ↓ N3.

Prolactina
1. Secreción incrementada durante el sueño N3, y disminuye durante el sueño MOR. Secreción suprimida por fragmentación del sueño.
2. Secreción también influenciada por ritmos circadianos durante la vigilia (niveles inferiores al medio día y mayores niveles en la noche).
3. La administración de prolactina aumenta el sueño MOR (en modelos animales).
4. Correlaciones clínicas:
   a. Hiperprolactinoma se asocia con ↑ N3.

TSH y hormona tiroidea
1. La secreción de TSH está relacionada con ambos, el sueño y los ritmos circadianos.
   a. Niveles de TSH son bajos a lo largo del día (nadir entre las 10 am y 7 pm) y se aumentan durante la noche (entre las 9 pm y 6 am), con un pico previo al inicio del sueño.
   b. La secreción de TSH se inhibe por el sueño (particularmente N3), y se aumenta con los despertares y la DS.
2. ↓ niveles de hormona tiroidea en la noche.
3. Correlaciones clínicas:
   a. Insomnio o sonambulismo puede presentarse en personas con hipertiroidismo.

b. SPI puede presentarse en personas con hipotiroidismo.
c. El hipotirodismo se asocia con incremento en el índice de apnea. Sin embargo, no hay diferencia en la prevalencia de hipotirodismo entre personas con AOS e individuos sanos. Por lo tanto, no están indicadas pruebas de función tiroidea de rutina en pacientes con AOS.
d. La isquemia cardíaca puede complicar la terapia tiroidea para hipotirodismo en personas con AOS no tratada.

Parathormona
1. ↑ niveles durante el sueño.

CRH, ACTH y cortisol
1. La secreción de cortisol está relacionada primariamente con el ritmo circadiano más que con el sueño. Los niveles de cortisol comienzan a subir aproximadamente dos horas previo a despertarse (niveles pico a las 8-9am). A partir de allí, los niveles de cortisol disminuyen (nadir a las 12m).
2. El sueño (especialmente N3) suprime la secreción de cortisol.
3. La secreción de cortisol aumenta durante despertares prolongados (> 20 minutos).
4. CRH inhibe sueño (↓ N3) e incrementa la vigilia. Hay una relación recíproca entre los efectos de la GHRH y CRH sobre el sueño.
5. Características PSG:
   a. Administración de CRH, ACTH o cortisol: ↓ R.
   b. Administración de CRH: ↓ N3.
   c. Administración de cortisol: ↑ N3 a bajas dosis. ↑ WASO con mayores dosis.
6. Correlaciones clínicas:
   a. Enfermedad de Cushing (↑ niveles de cortisol) se asocia con ↑ LIS, ↑ WASO y ↓ N3.
   b. Insomnio primario crónico puede asociarse con mayores niveles de cortisol y ACTH.
   c. En TSATT, ↑ niveles de cortisol durante el sueño diurno y ↓ niveles de cortisol durante el trabajo de turno nocturno.
   d. Los niveles de ACTH y cortisol se aumentan durante DS.

Melatonina
1. Los niveles aumentan en la noche, pico en la mañana temprano (entre las 2-5 am), y disminuyen posteriormente, aún si no ocurre

el sueño durante la noche.
2. La síntesis y secreción de melatonina se suprime por la exposición a la luz.

Testosterona
1. Secreción relacionada primariamente con el sueño.
2. ↑ niveles durante el sueño (hombres adultos jóvenes). Niveles pico ocurren aproximadamente a los 90 minutos previos al primer período MOR.
3. Correlaciones clínicas:
   a. ↓ niveles de testosterona en pacientes con AOS. La terapia con PAP aumenta los niveles de testosterona.
   b. Síndrome de ovario poliquístico se asocia con ambos, ↑ de niveles de testosterona y mayor riesgo de AOS.
   c. La administración de testosterona puede ocasionar ↓ TTS y puede ↑ IAH (datos contradictorios).

Hormona luteinizante
1. ↑ niveles durante el sueño, principalmente durante el sueño No MOR (en adolescentes y hombres adultos).
2. La secreción de LH puede permanecer sin cambios o aún disminuir durante el sueño en mujeres adultas, especialmente durante la fase folicular del ciclo menstrual.

Aldosterona
1. ↑ niveles en la mañana temprano previo al despertar.
2. Correlación clínica:
   a. ↑ aldosterona puede estar asociado con incremento del riesgo de AOS.

Hormona antidiurética
1. ↑ niveles en la noche.

Renina
1. Secreción asociada con el ciclo de sueño MOR y No MOR.
   a. ↑ niveles durante el sueño No MOR (niveles pico durante el sueño N3).
   b. ↓ niveles durante el sueño MOR.
2. ↑ niveles durante la recuperación de sueño posterior a DS.

Péptido natriurético atrial
1. ↑ niveles en pacientes con AOS. ↓ niveles con terapia PAP efectiva.

Insulina
1. ↓ niveles durante el sueño (secreción de insulina puede incrementarse durante el sueño temprano). Los niveles de insulina son mayores en el sueño No MOR comparados con el sueño MOR. La resistencia a la insulina puede desarrollarse durante la DS.
2. AOS incrementa el riesgo de resistencia a insulina y DM tipo II, independiente del IMC. La sensibilidad a la insulina mejora con la terapia PAP.
3. El riesgo de DM también está incrementado en pacientes con narcolepsia.

Leptina
1. Liberada de los adipocitos periféricos involucrados en la regulación del balance energético (reduce el apetito).
2. Secreción influenciada por ambos, el sueño y los ritmos circadianos. Mayor secreción en la noche (niveles más altos desde las 12 pm a las 4 am y los niveles más bajos desde la 1-2 pm). La secreción disminuye durante la restricción de sueño.
3. ↑ niveles en personas con AOS (Resistencia a la leptina?). Los niveles disminuyen con la reducción en el IAH durante la terapia con PAP.
4. ↓ niveles con la pérdida del pico nocturno en personas con narcolepsia.

Ghrelina
1. Estimula el apetito e incrementa la ingesta alimenticia.
2. Incrementa la secreción de GH.
3. Niveles ↑ en la noche (relacionada con el período de sueño) y ↓ durante el día.
4. La ghrelina promueve el sueño N3.
5. ↑ niveles en algunas personas con AOS. Los niveles se normalizan con la terapia PAP óptima.

Neuropéptido γ
1. Neuropéptido γ promueve el sueño (↓ LIS y ↑ TTS).

Resumen de la secreción hormonal durante la noche:
1. Durante la primera mitad del período de sueño: ↑ GH, ↓ cortisol y ↓ ACTH.
2. Durante la segunda mitad del período de sueño: ↓ GH, ↑ cortisol y ↑ ACTH.

Sistema musculoesquelético

1. El sueño se asocia con la relajación musculoesquelética (hipotonía o atonía) e inhibición de los reflejos osteotendinosos.
2. La vasoconstricción de la vasculatura musculoesquelética ocurre durante el sueño MOR debido al incremento en la actividad simpática del SNA.

Cambios pupilares

1. Constricción pupilar durante el sueño No MOR y fase tónica del sueño MOR, y dilatación durante la fase fásica del sueño MOR.

Inmunidad

1. Citoquinas proinflamatorias aumentan el sueño (sueño No MOR y ondas delta del EEG): IL-1β y FNT-α.
   a. Niveles de IL-1β y FNT-α aumentan durante el sueño.
   b. IL-1β y FNT-α actúan vía factor nuclear kappa beta [$\kappa\beta$] (NFKB). IL-1β y FNT-α aumentan, y son incrementados por, el NFKB (retroalimentación positiva). El NFKB, a su vez, promueve el sueño aumentando la sintasa de óxido nítrico.

IL-1β y FNT-α
$\Downarrow\Uparrow$
Factor nuclear -$\kappa\beta$
$\Downarrow$
Sintasa de óxido nítrico

   c. Otras citoquinas que aumentan el sueño: IL-2, IL-6 e IL-8.
2. Citoquinas anti-inflamatorias suprimen el sueño: IL-4, IL-10 y factor de crecimiento transformante beta.
3. Infecciones agudas y procesos inflamatorios pueden producir somnolencia.
   a. Respuesta a infecciones virales: Administración del virus de la Influenza resulta en $\uparrow$ No MOR y $\downarrow$ MOR (posiblemente mediado por IL-1, interferón, GHRH y óxido nítrico).
   b. Respuesta a infecciones bacterianas también involucra $\uparrow$ No MOR y $\downarrow$ sueño MOR (probablemente debido a los lipopolisacáridos [bacterias gram –] ó al péptido murámico [bacterias gram +]- $\uparrow$ inducido en IL-1β, IL-6 y FNT-α). El $\uparrow$ inicial en el sueño No MOR puede ser seguido por una $\downarrow$ subsecuente en el sueño No MOR.

4. Cambios en el sistema inmunológico en AOS:
   a. $\uparrow$ PCR, IL-6 y FNT-α ($\downarrow$ con la terapia PAP). $\downarrow$ IL-10.
5. Cambios en el sistema inmunológico en narcolepsia: $\uparrow$ IL-6 y $\uparrow$ FNT-α.
6. Cambios en el sistema inmunológico en el insomnio: Avance de la fase de la secreción pico de IL-6 y FNT-α.

Termorregulación

1. Neuronas en el hipotálamo preóptico y anterior (POAH) están involucradas en la termorregulación.
   a. Actividad de las neuronas sensibles al calor: $\uparrow$ Durante el sueño. $\downarrow$ Durante la vigilia.
   b. Actividad de las neuronas sensibles al frío: $\downarrow$ Durante el sueño. $\uparrow$ Durante la vigilia.
   c. Incrementos leves en la temperatura local de POAH: $\downarrow$ LIS y $\uparrow$ sueño N3. Activación de las neuronas sensibles al calor del POAH promueven el sueño por inhibición de los sistemas activantes ascendentes.
   d. Disminuciones leves en la temperatura local de POAH: $\uparrow$ LIS y $\downarrow$ sueño N3.
2. Picos de temperatura corporal central en la tarde tarde y noche temprano y caídas al inicio del sueño. El nadir de la temperatura ocurre aproximadamente 2-4 horas previo a la hora de despertar usual.
   a. Pico a las 6-8 pm.
   b. Nadir a las 4-5 am.
3. Cambios en la termorregulación durante el sueño incluyen:
   a. Caída en la temperatura corporal central.
   b. Disminución en el punto de ajuste térmico.
   c. Respuestas termorreguladoras reducidas a los desafíos térmicos ($\downarrow$ Durante el sueño No MOR. $\downarrow\downarrow$ Durante el sueño MOR).
   d. $\downarrow$ producción metabólica de calor. Pérdida de la producción de calor de los escalofríos durante el sueño MOR.
   e. $\uparrow$ pérdida de calor (debido a la sudoración y vasodilatación periférica).
4. La latencia del sueño y arquitectura están influenciadas por cambios en la temperatura corporal a la hora de acostarse.
   a. Exposición a temperaturas extremas

calientes o frías del medio ambiente suprimen el inicio del sueño y causan disrupción del sueño.

    i. En contraste, el calentamiento leve de todo el cuerpo 1-2 horas antes de la hora de acostarse puede aumentar el sueño (debido a leve activación de los mecanismos que responden al calor).

  b. El sueño nocturno típicamente ocurre durante la fase de caída del ritmo de la temperatura (después de la TC máxima).

  c. El despertar ocurre durante la fase de aumento del ritmo de la temperatura (después de la TC mínima).

  d. Sueño inicial durante la fase de caída del ritmo de la temperatura: ↓ LIS, ↑ TTS y ↑ N3.

    i. Gradiente térmico alto distal a proximal (por ejemplo, extremidades más tibias y cuerpo más fresco indicativo de mayor respuesta a la pérdida de calor) se asocia con ↓ LIS, ↓ WASO y ↑ sueño N3.

  e. Sueño inicial durante la fase de aumento del ritmo de la temperatura: ↑ LIS, ↓ TTS, ↓ N3 y ↑ R.

5. Correlaciones clínicas:

  a. Insomnio (inicio del sueño): Fase retardada del ritmo de la temperatura corporal con intentos de sueño que ocurren cercanos a la TC máxima.

  b. Trastornos del afecto: Amplitud disminuida del ritmo de la temperatura y disminución de la temperatura corporal a la hora de acostarse.

Metabolismo

1. Disminución de la tasa metabólica durante el sueño No MOR comparada con la vigilia.
2. La tasa metabólica durante el sueño MOR es más bien similar o mayor que durante el sueño No MOR.
3. Así, que una nemotecnia útil: Vigilia > *No MOR* ≤ *MOR*.

Sueños

1. Los sueños pueden ocurrir durante ambos, el sueño MOR (abarca el 80% de los sueños) y el sueño No MOR (20% de los sueños).
2. Comparados con los sueños relacionados con el sueño MOR que tienden a ser más complejos e irracionales, los sueños del No MOR son generalmente más simples y más realistas.

Deprivación de sueño: Consecuencias

En esta sección
Conceptos claves
Generalidades
Sistema nervioso central
Sistema nervioso autónomo
Cognición
Sistema respiratorio
Sistema cardiovascular
Sistema endocrino
Metabolismo
Sistema inmunológico
Cambios oculares
Efectos comportamentales y siquiátricos
Efectos misceláneos
Características de la PSG
Características EEG del despertar
Modelos animales

Conceptos claves
1. La vulnerabilidad a la DS varía dentro de los individuos a lo largo del tiempo (inestabilidad de condición) y entre los individuos (tolerancia diferencial).
2. Las consecuencias fisiológicas y neurocognitivas de la DS total parecen diferir de alguna forma de aquellas de la restricción crónica de sueño.
3. Las personas a menudo subestiman el impacto negativo de la DS sobre la cognición y el desempeño.
4. Los adultos mayores son más elásticos a la DS comparados con los adultos más jóvenes.

Generalidades
1. ↑ Morbilidad.
2. ↑ Mortalidad (con TTS bien sea < 6.5 o > 7.5 horas por noche): Mecanismo desconocido.
3. ↑ Somnolencia.
4. ↓ Vigilancia.
5. ↓ Vigor.
6. Hipotermia (severa DS).

Sistema nervioso central
1. ↓ tolerancia al dolor.
2. ↓ umbral de convulsiones.
3. Reflejos nauseoso y osteotendinosos hiperactivos.
4. Nistagmus.
5. Ptosis.
6. Reflejos córneanos lentos.
7. Lenguaje arrastrado.
8. Temblores.
9. ↓ metabolismo glucosa cerebral (particularmente en las regiones frontal subcortical y el cerebro medio).

Sistema nervioso autónomo
1. ↑ actividad simpática.

Cognición
1. ↓ desempeño cognitivo.
2. ↓ Atención.
3. Deterioro de la memoria de trabajo y de la función ejecutoria.
4. Deterioro del procesamiento de información y toma de decisiones.
5. Enlentecimiento del tiempo de respuesta.
6. Hiperactividad en niños.

Sistema respiratorio
1. ↓ VEF_1 y CVF.
2. ↓ respuestas ventilatorias.

Sistema cardiovascular
1. ↑ riesgo de eventos coronarios (si TTS es < 6 horas).

Sistema endocrino
1. ↑ Cortisol y ACTH (niveles nocturnos).
2. ↓ GH.
3. ↑ Ghrelina.
4. ↑ resistencia insulina (↓ tolerancia a la glucosa).

5. ↓ actividad de Leptina.
6. ↓ Prolactina.
7. ↓ hormona tiroidea.

Metabolismo
1. ↑ hambre y apetito (preferencia por comidas saladas, dulces y a base de almidones).
2. ↑ ingesta calórica.
3. Ganancia de peso (pérdida de peso en estadíos tardíos de profunda DS).
4. ↑ Riesgo de obesidad.
5. ↑ tasa metabólica.

Sistema inmunológico
1. ↑ IL-1, IL-6, PCR y FNT-α.
2. ↓ títulos de anticuerpos contra influenza y hepatitis A agudamente.
3. ↓ respuesta febril a la endotoxina.
4. ↓ resistencia a la infección (presencia de bacterias en áreas estériles del cuerpo). Investigación animal: ↑ Translocación bacteriana a través de la pared intestinal.
5. Reducción en linfocitos CD4, CD16, CD56 y CD57.

Cambios oculares
1. ↓ velocidad sacádica.
2. ↑ movimientos lentos oculares
3. ↑ cierre lento palpebral.

Efectos comportamentales y siquiátricos
1. Impacto negativo en el afecto.
2. Remisión de trastorno depresivo mayor (en ≈ 50% de los pacientes).

Efectos misceláneos
1. ↑ errores médicos (omisión e inclusión).
2. ↑ accidentes vehiculares (↑ tasa de accidentes en el simulador de conducción).

Características de la PSG
1. ↓ SOL (también visto en el TLMS).
2. ↑ TTS.
3. ↑ actividad de onda lenta en el EEG.
4. ↑ N3 (primera noche después de la DS).
5. ↓ husos de sueño.
6. ↓ LS MOR.
7. ↑ R (segunda noche después de la DS).
Nota: la arquitectura de sueño generalmente se normaliza en la tercera noche de recuperación de sueño.

Características EEG del despertar
1. Viraje a frecuencias más lentas EEG (por ejemplo ondas theta [4-7 Hz] y delta [< 4 Hz]).

Modelos animales
1. ↑ impulso homeostático del sueño.
2. Falla de la termorregulación.
3. ↓ Respuesta a agentes infecciosos.
4. ↑ tasa metabólica.
5. Pérdida de peso a pesar de incremento en la ingesta alimenticia.
6. ↑ niveles de norepinefrina.
7. Lesiones dermatológicas.
8. Muerte durante DS prolongada.

Regulación sueño-vigilia

Generalidades

1. Los ritmos biológicos son ubicuos y están caracterizados por frecuencias específicas (número de oscilaciones por unidad de tiempo), longitud de período (intervalo entre 2 eventos consecutivos), amplitud (máxima excursión desde el pico hasta la depresión) y fase (posición temporal en relación a una indicación externa).
2. Un ritmo circadiano consiste de una oscilación aproximadamente cada 24 horas.
3. Los ritmos circadianos corren libres a una frecuencia determinada genéticamente, la cual generalmente es ligeramente por encima de 24 horas (más comúnmente alrededor de 24.2 horas). A este período circadiano endógeno se le llama "*tau*".
4. La incorporación ajusta y sincroniza el ritmo circadiano endógeno al período externo de 24 horas, utilizando indicaciones del medio ambiente llamadas *zeitgebers*. Estos estímulos externos pueden ser bien sea fóticos (sincronizador dominante) o no fóticos (por ejemplo, comidas o actividad). *Fase avanzada* se refiere a un cambio del período circadiano a una hora más temprana en el ciclo de 24 horas, mientras que *fase retardada* involucra un cambio del período a una hora más tarde en el ciclo de 24 horas.

Control del sueño y el despertar

1. Dos componentes intrínsecos básicos interactúan para regular la hora y la consolidación del sueño y la vigilia:
    a. Homeostasis del sueño: Dependiente del ciclo sueño-vigilia.
    b. Ritmo circadiano: Independiente del ciclo sueño-vigilia.
2. Estos dos procesos influyen en la latencia, duración y calidad del sueño.
3. La hora de dormir también está determinada por influencias comportamentales (por ejemplo, actividades sociales y horarios laborales).

Marcadores biológicos del ritmo

1. Dos marcadores biológicos se utilizan para estimar la coordinación de los ritmos circadianos, llamados IMLA y TCmin.
2. IMLA es el momento en el que los niveles de melatonina empiezan a elevarse, normalmente ocurre 2-3 horas antes de la hora de acostarse.
3. TCmin usualmente ocurre 2-4 horas antes del final del período de sueño.

Homeostasis del sueño

1. Un incremento en la presión de dormir que se relaciona con la duración de la vigilia previa (por ejemplo, a más tiempo que la persona haya estado despierta, el deseo de dormir llegará).
2. La presión de dormir disminuye posteriormente a un tiempo de sueño suficiente. La adenosina, un neurotransmisor, probablemente tiene un rol mayor en la homeostasis del sueño.

Neurosistema circadiano
1. Su rol principal es promover el estado de alerta durante el día.
2. Hay 2 picos relacionados con el ritmo circadiano en el estado de alerta (zonas de mantenimiento de la vigilia): tarde en la mañana y temprano en la noche.
3. Hay dos períodos de depresiones circadianas en el estado de alerta (propensión incrementada a dormir): temprano en la mañana y temprano en la tarde y a media tarde.

Control de ritmos circadianos
1. Los ritmos circadianos son controlados por retroalimentación positiva y negativa de transcripción –traducción incluyendo componentes positivos, negativos y regulatorios.
   a. Componentes positivos: *Reloj* y *Bmal1*.
   b. Componentes negativos: *Período, criptocromo y eterno*.
   c. Componentes regulatorios: *Casein quinasa 1 épsilon*.
2. Retroalimentación de genes circadianos: Transcripción de genes de *Reloj* y *Bmal1* hacia mRNA ⇒ Traducción de *Reloj* y *Bmal1* mRNA hacia proteínas ⇒ Translocación de proteínas de *Reloj* y *Bmal1* hacia el núcleo ⇒ Activación de transcripción y traducción de *Período, Criptocromo* y *eterno* que luego son translocados hacia el núcleo ⇒ Inhibición de *Reloj* y *Bmal1*.

Sistemas de la regulación circadiana
1. El NSQ en el hipotálamo anterior (encima del quiasma óptico) es el generador máster del ritmo circadiano en los mamíferos.
2. Es probable que otros sitios anatómicos puedan también albergar relojes endógenos.

Núcleos supraquiasmáticos
1. La actividad es independiente del medio ambiente, descargando más frecuentemente durante el día que en la noche.
2. Acciones del NSQ incluyen: (a) promoción del estado de alerta durante el día, y (b) consolidación del sueño durante la noche.
3. La ablación del NSQ resulta en distribución aleatoria del sueño a lo largo del día y la noche así como también en reducción de los períodos de estar alerta (en algunos).

Regiones del NSQ
1. El NSQ consta de dos regiones, llamadas una región central y una región armazón.
2. Región central:
   a. Localización: Ventrolateral.
   b. Neurotransmisor: Péptido intestinal vasoactivo.
   c. Tamaño de las neuronas: pequeño (30 μm^2).
   d. Función: Reajusta los ritmos circadianos endógenos.
3. Región armazón:
   a. Localización: Dorso medial.
   b. Neurotransmisor: Arginina vasopresina.
   c. Tamaño de las neuronas: Grande (45 μm^2).
   d. Función: Mantiene los ritmos circadianos endógenos.

Vías aferentes del NSQ
1. Hay varias entradas aferentes, ambas fóticas y no fóticas al NSQ.
2. Glutamaérgica:
   a. Estímulo fótico.
   b. Principal conexión aferente.
   c. Ojos (células ganglionares de la retina fotosensible que contienen el fotopigmento, melanopsina) ⇒ tracto retinohipotalámico ⇒ nsq.
   d. Neurotransmisores: Glutamato y polipéptido activador de la adenilatociclasa pituitaria.
   e. Fotoreceptores retinianos son más sensibles a la luz de longitud de onda más corta (desde 450 nm [azul] a 500 nm [azul-verde]).
3. Conexión aferente alterna:
   a. Estímulo fótico.
   b. Hojuela intergeniculado talámica de núcleos laterales geniculados ⇒ tracto geniculohipotalámico ⇒ nsq.
   c. Neurotransmisores: Neuropéptido γ y GABA.
   d. La incorporación de la luz se pierde con la disrupción del tracto retinohipotalámico pero no con la interrupción del tracto geniculohipotalámico alterno.
4. Histaminérgico:
   a. Estímulo fótico.
   b. Desde las neuronas tuberomamilares en el hipotálamo posterior.
   c. Neurotransmisor: Histamina.
5. Colinérgico:
   a. Estímulo fótico.

b. Desde el cerebro anterior (prosencéfalo) basal y el tallo cerebral.
c. Neurotransmisor: Acetilcolina.
6. Serotoninérgico:
   a. Estímulo no fótico.
   b. Desde los núcleos del rafé medio del cerebro medio.
   c. Neurotransmisor: Serotonina.

Proyecciones eferentes del NSQ
1. El NSQ tiene proyecciones eferentes hacia: cerebro anterior (prosencéfalo) basal, neuronas de hipocretina, hipotálamo, locus cerúleo, glándula pineal, tálamo y núcleo preóptico ventrolateral.
2. Neurotransmisores: Factor de crecimiento transformante -α y proquineticina 2.
3. Vía neural desde el NSQ a la glándula pineal: NSQ $\Rightarrow$ hipotálamo (núcleos para/subventricular) $\Rightarrow$ haz medial del cerebro anterior $\Rightarrow$ médula espinal (neuronas de la columna gris intermediolateral) $\Rightarrow$ ganglio cervical superior cervical $\Rightarrow$ glándula pineal.

Melatonina
1. Sintetizada y liberada por la glándula pineal: Triptófano $\Rightarrow$ serotonina (5-hidroxitriptamina) $\Rightarrow$ melatonina (N-acetil-5-metoxitriptamina).
2. La mayor secreción en la noche. La secreción se inhibe por la exposición a la luz.
3. Influencia de la melatonina sobre el NSQ:
   a. Fase retardada del ritmo circadiano sueño-vigilia cuando se administra en la mañana.
   b. Fase avanzada del ritmo circadiano sueño-vigilia cuando se administra en la tarde o temprano en la noche.
   c. Menos efectiva en los cambios de fase de los ritmos circadianos que la exposición a la luz.
4. Hay 2 receptores de melatonina:
   a. MT1: Actúa inhibiendo la descarga del NSQ.
   b. MT2: Acción de cambio en las fases.
5. También posee propiedades hipnóticas leves.

Diagnósticos diferenciales

En esta sección
Somnolencia excesiva
Insomnio transitorio
Insomnio crónico
Insomnio de conciliación
Insomnio de conciliación en niños
Insomnio de mantenimiento del sueño
Insomnio de mantenimiento del sueño en niños
Despertares temprano en la mañana
Duración del sueño nocturno persistentemente corto
Sueños vívidos y agitados
Comportamiento inusual o actividad durante el sueño
Comportamiento automático nocturno
Parálisis del sueño
Movimientos periódicos de extremidades
Movimientos corporales al inicio del sueño
Producción de sonidos
Vocalizaciones durante el sueño
Movimientos orales
Sensación nocturna de obstrucción de la vía aérea superior o del tracto GI
Disnea o ahogamiento durante el sueño
El comer en la noche
Características semejantes a la cataplejía
Desaturación nocturna de oxígeno

Somnolencia excesiva
1. Trastornos del ritmo circadiano del sueño.
   a. Trastorno de fase avanzada del sueño.
   b. Trastorno de fase retardada del sueño.
   c. Trastorno de sueño no alineado.
   d. Ritmo sueño vigilia irregular.
   e. Jet lag.
   f. Trastorno del sueño de trabajo por turnos.
2. Hipersomnio idiopático.
3. Síndrome de sueño insuficiente.
4. Dormidor prolongado (cuando sigue a la duración convencional del sueño).
5. Trastornos médicos, neurológicos y siquiátricos.
   a. Enfermedad renal crónica.
   b. Encefalopatía hepática.
   c. Enfermedad del sueño.
   d. Síndrome de Prader-Willi.
   e. Tumores cerebrales.
   f. Demencia.
   g. Hidrocefalia.
   h. Enfermedad de Parkinson.
   i. Encefalitis.
   j. Evento cerebrovascular.
   k. Trastorno del afecto.
6. Uso o síndrome de abstinencia de medicamentos o sustancias.
7. Narcolepsia.
8. Apnea obstructiva y central del sueño.
9. Trastorno de movimiento periódico de extremidades.
10. Hipersomnio postraumático (trauma craneano).
11. Hipersomnio recurrente.
    a. Síndrome de Kleine-Levin.
    b. Hipersomnio asociado al ciclo menstrual.

Insomnio transitorio
1. Estresores agudos.
2. Jet lag.
3. Uso de medicamentos y sustancias.
4. Trabajo por turnos.

Insomnio crónico
1. *Primario:*
   a. Insomnio idiopático.
   b. Insomnio paradójico.
   c. Insomnio sicofisiológico.
2. *Secundario:*
   a. Trastornos del comportamiento.
      i. Higiene inadecuada del sueño.

ii. Trastorno de ajuste de límites del sueño.
iii. Trastorno de asociación del inicio del sueño.
b. Trastornos del ritmo circadiano del sueño.
   i. Trastorno de fase avanzada del sueño.
   ii. Trastorno de fase retardada del sueño.
   iii. Ritmo no alineado.
   iv. Ritmo sueño vigilia irregular.
   v. Trastorno del sueño de trabajo por turnos.
c. Factores ambientales.
   i. Insomnio de altitud.
   ii. Trastorno ambiental del sueño.
   iii. Insomnio por alergia alimenticia.
   iv. Trastorno del sueño inducido por toxinas.
d. Trastornos primarios del sueño.
   i. Apnea central del sueño.
   ii. Apnea obstructiva del sueño.
   iii. Calambres nocturnos de las piernas.
   iv. Pesadillas.
   v. Trastorno de movimiento periódico de extremidades.
   vi. Síndrome de piernas inquietas.
e. Trastornos médicos.
   i. Cáncer.
   ii. Trastornos cardíacos (angina nocturna o FCC).
   iii. Trastornos dermatológicos (prurito).
   iv. Trastornos gastrointestinales.
   v. Trastornos infecciosos (SIDA).
   vi. Nocturia.
   vii. Síndromes de dolor, crónico.
   viii. Falla renal.
   ix. Trastornos respiratorios (asma, EPOC o SHACC).
f. Trastornos neurológicos.
   i. Trastornos degenerativos cerebrales.
   ii. Demencia.
   iii. Insomnio familiar fatal.
   iv. Distonía nocturna paroxística.
   v. Enfermedad de Parkinson.
   vi. Cefaleas relacionadas con el sueño.
   vii. Convulsiones relacionadas con el sueño.
g. Trastornos siquiátricos.
   i. Alcoholismo.
   ii. Trastornos de ansiedad.
   iii. Trastornos del afecto.
   iv. Trastornos de pánico.

v. Trastornos de personalidad.
vi. Estrés postraumático.
vii. Esquizofrenia.
viii. Trastornos somatomorfos.
h. Menstruación, embarazo y menopausia.
i. Uso de medicamentos o sustancias.

Insomnio de conciliación
1. Trastorno de ajuste del sueño.
2. Insomnio de altitud.
3. Trastornos del ritmo circadiano del sueño
   a. Trastorno de fase retardada del sueño.
   b. Trastorno de sueño no alineado.
   c. Ritmo sueño vigilia irregular.
   d. Trastorno del sueño de trabajo por turnos.
4. Trastorno ambiental del sueño.
5. Insomnio idiopático.
6. Higiene inadecuada del sueño.
7. Insomnio paradójico.
8. Trastornos siquiátricos.
   a. Trastornos de ansiedad.
   b. Trastornos del afecto.
   c. Estrés postraumático.
9. Insomnio sicofisiológico.
10. Síndrome de piernas inquietas.
11. Uso de sustancias o suspensión (estimulantes).

Insomnio de conciliación en niños
1. Trastorno de ajuste del sueño.
2. Resistencia a la hora de dormir.
3. Trastornos de comportamiento y siquiátricos.
   a. Trastornos de ansiedad.
   b. Trastorno de déficit de atención con hiperactividad.
   c. Trastornos del afecto.
   d. Estrés postraumático.
4. Cólicos.
5. Trastorno de fase retardada del sueño.
6. Trastorno ambiental del sueño.
7. Insomnio por alergia alimenticia.
8. Higiene inadecuada del sueño.
9. Trastorno de ajuste de límites del sueño.
10. Trastornos médicos.
11. Terrores nocturnos (Temor a la oscuridad o a permanecer solo).
12. Insomnio sicofisiológico.
13. Síndrome de piernas inquietas.
14. Ansiedad de separación.
15. Trastorno asociado a la conciliación del sueño.
16. Horario de sueño variable.

Insomnio de mantenimiento del sueño
1. Alcohol (Suspensión de).
2. Trastornos médicos, neurológicos y siquiátricos.
   a. Enfermedad pulmonar obstructiva crónica.
   b. Falla cardíaca congestiva.
   c. Reflujo gastroesofágico.
   d. Trastornos del afecto y pánico.
   e. Asma nocturna.
3. Trastornos primarios del sueño.
   a. Apnea central del sueño.
   b. Apnea obstructiva del sueño.
   c. Parasomnias.
   d. Trastorno de movimiento periódico de extremidades.
   e. Insomnio sicofisiológico.

Insomnio de mantenimiento en niños
1. Cólico.
2. Higiene inadecuada del sueño.
3. Trastornos médicos.
4. Apnea obstructiva del sueño.
5. Parasomnias (pesadillas).
6. Trastorno de movimiento periódico de extremidades.
7. Insomnio sicofisiológico.

Despertares temprano en la mañana
1. Alcohol (Suspensión de).
2. Trastorno de fase avanzada del sueño.
3. Depresión.
4. Suspensión de agentes hipnóticos de corta acción.

Duración del sueño nocturno persistentemente corto
1. Insomnio familiar fatal.
2. Insomnio idiopático.
3. Higiene inadecuada del sueño.
4. Trastorno bipolar en fase maníaca.
5. Sueño polifásico con siestas diurnas frecuentes.
6. Insomnio sicofisiológico.
7. Dormidor "corto".
8. Uso o abuso de estimulantes.

Sueños vívidos y agitados
1. Alcohol (suspensión de).
2. Parálisis aislada del sueño.
3. Uso de medicamentos y sustancias (por ejemplo betabloqueadores).
4. Pesadillas.
5. Ataques nocturnos de pánico.
6. Apnea obstructiva del sueño.

7. Estrés postraumático.
8. Trastorno de comportamiento asociado al MOR.
9. Esquizofrenia.
10. Alucinaciones hipnagógicas terroríficas.

Comportamiento inusual o actividad durante el sueño
1. Hacerse el enfermo.
2. Uso de medicamentos, sustancias o alcohol.
3. Distonía paroxística nocturna.
4. Trastornos disociativos sicógenos nocturnos.
5. Convulsiones nocturnas.
6. Apnea obstructiva del sueño.
7. Ataques de pánico.
8. Parasomnias.
   a. Pesadillas.
   b. Trastorno de comportamiento asociado al MOR.
   c. Trastorno de movimientos rítmicos.
   d. Terrores del sueño.
   e. Sonambulismo.
9. Trastorno de movimiento periódico de extremidades.
10. Estrés postraumático.

Comportamiento automático durante la noche
1. Estados disociativos y semejantes a estado de fuga.
2. Hacerse el enfermo.
3. Uso de medicamentos, sustancias o alcohol.
4. Narcolepsia.
5. Apnea obstructiva del sueño.
6. Parasomnias.
7. Convulsiones (especialmente parciales complejas).
8. Deprivación de sueño.

Parálisis del sueño
1. Catatonia.
2. Parálisis familiar del sueño (dominante asociada al X).
3. Parálisis aislada del sueño.
4. Narcolepsia.
5. Convulsiones (atónicas).
6. Deprivación del sueño.
7. Parálisis transitoria (hiper o hipokalémica).

Movimientos nocturnos de las extremidades
1. Mioclonía fragmentaria.
2. Trastornos neurodegenerativos (por ejemplo, EP).
3. Convulsiones nocturnas.
4. Despertares relacionados con apnea

obstructiva del sueño.
5. Movimientos periódicos de las extremidades durante el sueño.
6. Movimientos fásicos durante el sueño MOR.
7. Trastornos de comportamiento asociado al MOR.
8. Trastorno de movimientos rítmicos.
9. Inicios de sueño.

Movimientos corporales al comienzo del sueño
1. Movimientos periódicos de extremidades durante el sueño.
2. Mioclonía propioespinal.
3. Síndrome de piernas inquietas.
4. Trastorno de movimientos rítmicos.
5. Inicios de sueño.

Producción de sonidos
1. Bruxismo.
2. Catatrenia.
3. Despertar confuso.
4. Pesadilla.
5. Gruñido relacionado con apnea obstructiva del sueño.
6. Trastorno de comportamiento asociado al MOR.
7. Convulsiones.
8. Hablar dormido.
9. Terrores del sueño.
10. Ronquido.
11. Estridor (debido a estrechez de la vía aérea).
12. Sibilancia.

Vocalizaciones durante el sueño
1. Despertar confuso.
2. Pesadillas.
3. Convulsiones nocturnas.
4. Trastorno de comportamiento asociado al MOR.
5. Hablar dormido.
6. Terrores del sueño.

Movimientos orales
1. Mioclonía facial mandibular.
2. Trastorno de movimientos rítmicos.
3. Convulsiones.
4. Bruxismo durante el sueño.

Sensación nocturna de obstrucción en la vía aérea superior o en el tracto GI
1. Reflujo gastroesofágico (+/- aspiración).
2. Apnea obstructiva del sueño.
3. Trastorno de pánico.
4. Síndrome de ahogamiento relacionado con el sueño.
5. Síndrome de deglución anormal relacionado con el sueño.
6. Laringoespasmo relacionado con el sueño.
7. Terrores del sueño.

Disnea o ahogamiento durante el sueño
1. Enfermedad pulmonar obstructiva crónica.
2. Reflujo gastroesofágico (+/- aspiración).
3. Falla cardíaca (disnea paroxística nocturna).
4. Asma nocturna.
5. Apnea obstructiva del sueño.
6. Trastorno de pánico.
7. Síndrome de ahogamiento relacionado con el sueño.
8. Laringoespasmo relacionado con el sueño.
9. Síndrome de muerte súbita nocturna inexplicada.

Comedor nocturno
1. Hipoglicemia.
2. Síndrome de Kleine-Levin (SDE recurrente, hipersexualidad e hiperfagia).
3. Inducido por medicamentos (por ejemplo, zolpidem y medicamentos relacionados).
4. Apnea obstructiva del sueño.
5. Úlcera péptica.
6. Trastorno del comer relacionado con el sueño.

Características semejantes a la cataplejía
1. Arritmias.
2. Trastorno conversivo.
3. Hacerse el enfermo.
4. Debilidad neuromuscular.
5. Hipotensión ortostática.
6. Parálisis periódica.
7. Sicosis.
8. Convulsión (parcial compleja, atónica o ausencia).
9. Síncope.
10. Ataque isquémico transitorio.
11. Disfunción vestibular.

Desaturación nocturna de oxígeno
1. Altitud (alto).
2. Síndromes de hipoventilación alveolar.
3. Apnea central del sueño.
4. Enfermedad pulmonar obstructiva crónica.
5. Falla cardíaca congestiva.
6. Parálisis diafragmática.
7. Trastornos neuromusculares.
8. Asma nocturna.
9. Apnea obstructiva del sueño.
10. Enfermedad restrictiva pulmonar.

Noches sin sueño

Generalidades

1. El insomnio es un trastorno caracterizado por dificultad repetitiva bien sea para conciliar el sueño o para mantener el sueño, a pesar de oportunidad, condición y hora adecuadas para hacerlo. Se asocia con deterioro de las funciones diurnas y ocurre ≥ 3 noches por semana.

a. *Insomnio de conciliación* – Dificultad para dormirse.
b. *Insomnio de mantenimiento* – Despertares frecuentes o prolongados.
c. *Insomnio terminal* – Despertar final en la mañana que es más temprano que lo deseado.
d. *Sueño no reparador* – Sensación no refrescante después de despertar.

2. Las personas con insomnio a menudo reportan estimados subjetivos mayores de trastorno del sueño comparados con las mediciones objetivas de la PSG. Ellos pueden sobreestimar LIS y subestimar TTS.
3. Cambios generales en la arquitectura del sueño: (1) LIS ≥ 30 minutos, (2) WASO ≥ 30 minutos, (3) ES < 85%, o (4) TTS < 6-6.5 horas.
4. Muchas personas con insomnio tienen bien sea, una enfermedad siquiátrica subyacente, o un riesgo incrementado de desarrollar una nueva enfermedad siquiátrica.

Datos demográficos
1. El insomnio es el trastorno más común del sueño.
2. Cerca del 30-50% de los adultos reportan insomnio ocasional. Un estimado de 10-30% de los adultos se quejan de insomnio crónico.
3. La prevalencia es mayor entre los adultos mayores, trabajadores por turnos, y en personas pobres, viudos o divorciados.
4. Género: F > M.

Modelo fisiopatológico del insomnio
1. Factores relacionados con el desarrollo y mantenimiento de la alteración del sueño se pueden clasificar en tres grupos (modelo de Spielman).
   a. *Factores predisponentes* que incrementan la probabilidad de desarrollar insomnio (por ejemplo, hiperdespertar fisiológico o sicológico; o disminución del impulso homeostático del sueño). Estos factores están presentes previos al inicio del insomnio.
   b. *Factores precipitantes* que provocan el inicio del insomnio (por ejemplo, cambios en el medio ambiente o en el horario sueño-vigilia; enfermedad aguda; o eventos estresores en la vida).
   c. *Factores perpetuadores* que

mantienen la alteración del sueño (aún después de que el factor precipitante inicial se ha resuelto). Estos incluyen uso de sustancias o medicamentos, pobre higiene del sueño, o comportamientos maladaptativos relacionados con el sueño.

Fisiopatología de la alteración del sueño
1. Hay varios mecanismos que son responsables de la alteración del sueño en las personas con insomnio. Estos incluyen:
   a. Hiperdespertar somático y cognitivo.
      i. Mayor tono simpático SNA.
      ii. Tasas metabólicas más altas (incluyendo hipermetabolismo cerebral, ↑ FC y ↑ de la temperatura corporal).
   b. Percepción sensorial y procesamiento de la información persistente.
   c. Inestabilidad intrínseca del sueño.
      i. Patrones alternantes cíclicos del EEG.
      ii. Mayor actividad EEG de alta frecuencia durante el sueño.
   d. TC min tardía (comparada con la de los buenos dormidores).
   e. Disritmia circadiana.
   f. Disregulación del impulso homeostático del sueño.
   g. Procesos cognitivos disfuncionales: propenso a preocuparse, expectativas no razonables acerca de la necesidad de dormir, e inquietudes no reales acerca de las consecuencias de la falta de sueño.

Factores de riesgo para el insomnio
1. Género femenino.
2. Edad avanzada.
3. Nivel socioeconómico bajo o desempleado.
4. Estado civil (divorciado o viudo).
5. Trabajo por turnos.
6. Pobre estado de salud y discapacidad física.
7. Trastorno médico, neurológico y siquiátrico (por ejemplo, trastornos respiratorios, demencia, ansiedad, depresión y esquizofrenia).

Consecuencias del insomnio
1. ↑ Probabilidad de accidentes.
2. ↑ Riesgo de desarrollar una enfermedad siquiátrica (por ejemplo, depresión).
3. ↑ Somnolencia subjetiva (especialmente durante el insomnio agudo). Medidas

objetivas (por ejemplo, TLMS) generalmente no demuestra SDE significativa.
4. Fatiga.
5. Deterioro cognitivo (memoria, atención y concentración).
6. Desempeño académico y ocupacional deteriorado.
7. ↑ ausentismo.
8. Uso crónico de hipnóticos (especialmente en mujeres y adultos mayores).
9. ↓ QOL.
10. ↑ utilización de los servicios de salud.

Clasificación del insomnio basado en la duración de la alteración del sueño
1. *Insomnio transitorio*: Dura solamente unos pocos días.
2. *Insomnio crónico*: Persiste por más de 1-3 meses.

Clasificación del insomnio basado en la etiología de la alteración del sueño
1. *Insomnio primario (idiopático)*: No relacionado con trastorno médico, neurológico o siquiátrico subyacente, o uso de medicamentos, abuso o suspensión.
   a. Incluye insomnio idiopático, insomnio paradójico e insomnio sicofisiológico.
2. *Insomnio comórbido*: Asociado con trastorno médico, neurológico o siquiátrico, o uso de medicamentos, abuso o suspensión.

Causas comunes de insomnio crónico
1. Trastornos siquiátricos: 35-40% de los casos de insomnio.
2. Insomnio sicofisiológico: 15%.
3. Uso de alcohol y medicamentos: 3-12%.
4. SPI: 8-12%.
5. AOS: 5-6%.

Causas específicas de insomnio
1. Insomnio de ajuste.
2. Insomnio de altitud.
3. Insomnio comportamental de la infancia.
   a. Trastorno de ajuste de límites del sueño.
   b. Insomnio asociado con la conciliación del sueño.
4. Insomnio familiar fatal.
5. Insomnio por alergia alimenticia.
6. Insomnio idiopático.
7. Higiene inadecuada del sueño.
8. Insomnio paradójico (percepción distorsionada del estado de sueño).
9. Insomnio sicofisiológico.

Insomnio de ajuste
1. Alteración del sueño debido a un estresor agudo identificado (por ejemplo, evento trascendental en la vida, cambio en el entorno del sueño, o una enfermedad aguda). Duración de insomnio es < 3 meses. El sueño se normaliza con la resolución del estresor agudo o una vez el individuo se adapta suficientemente al estresor.
2. Género: F > M. Prevalencia mayor entre los adultos mayores.
3. Dato útil:
   a. Otro trastorno (por ejemplo, insomnio sicofisiológico) debería ser considerado si el insomnio persiste más allá de tres meses.

Insomnio de altitud
1. La alteración del sueño se desarrolla durante el ascenso (> 2000-4000 metros) debido a la respiración periódica durante el sueño como resultado de la hipoxia y la alcalosis respiratoria. Los despertares pueden ocurrir durante la fase hiperneica de la respiración periódica.
2. Los síntomas se resuelven con la aclimatización o después del descenso a altitudes inferiores.
3. Tratamiento:
   a. La oxigenoterapia puede disminuir la respiración periódica pero no consistentemente mejora la calidad de sueño.
   b. La acetazolamida estimula la respiración vía producción de acidosis metabólica. Esto mejora la hipoxemia, la respiración periódica y la calidad del sueño.

Insomnio comportamental de la infancia
1. Puede ser bien sea, del tipo ajuste de límites (resistencia a la hora de acostarse debido a un reforzamiento inadecuado por parte del cuidador), o del tipo de asociación al inicio del sueño (asociaciones problemáticas requeridas para que el sueño ocurra).
2. Diagnosticado en niños > 6 meses de edad. Prevalencia en niños: 10-30%. Género: M > F (incierto).
3. Trastorno de ajuste de límites del sueño:
   a. Dilación repetitiva o rechazo a ir a dormir a una hora apropiada cuando se le solicita que lo haga.

b. El sueño llega naturalmente y rápidamente cuando los límites a actividades adicionales son estrictamente cumplidos.
c. Visto en niños ≥ 2 años de edad quienes comienzan a desarrollar habilidades verbales de comunicación.
d. PSG: Arquitectura normal del sueño.
4. Trastorno de asociación al inicio del sueño:
a. Incapacidad de dormirse a menos que ciertas condiciones deseadas (por ejemplo, juguete favorito o presencia del cuidador) estén presentes a la hora de dormirse.
b. Puede persistir en la adultez.
c. Características PSG:
i. Cuando las asociaciones requeridas están ausentes: ↑ LIS y ↑ WASO.
ii. Cuando las asociaciones requeridas están presentes: Arquitectura normal del sueño.

Insomnio familiar fatal
1. Trastorno autosómico dominante secundario a enfermedad por priones.
2. Alteración progresiva del sueño e insomnio, con pérdida del sueño eventualmente siendo total. Termina en estupor, coma y muerte generalmente dentro de los 12 meses o unos pocos años después del inicio.
a. Sueños vívidos y lapsos espontáneos hacia un estado de ensoñación (estupor onírico) con actividad motora.
3. La forma hereditaria es debida a una mutación GAC a AAC (sustitución de ácido aspártico con asparagina) en el codón 178 del gen PRNP del prión en el cromosoma 20. Este se comantiene con un polimorfismo de la metionina en el codón 129.
a. Información útil:
i. Interesantemente, la forma familiar de la enfermedad de Creutzfeldt-Jakob, otra enfermedad por priones, resulta de una mutación similar en el codón 178 pero codificando para valina por el codón 129 en el alelo mutado.
ii. Casos de insomnio esporádico fatal no demuestran la mutación en el codón 178 pero poseen el codón de polimorfismo de metionina-129 en ambos alelos.
4. Clasificación del IFF basado en el polimorfismo de metionina en el codón 129:
a. Homocigotos de metionina:

i. Curso de la enfermedad: Corto.
ii. Duración de sobrevida: < 12 meses.
b. Heterocigotos de metionina-valina:
i. Curso de la enfermedad: Largo.
ii. Duración de sobrevida: 1-6 años.
5. Características asociadas:
a. Pérdida de los ritmos circadianos de temperatura corporal, parámetros hemodinámicos y hormonas endocrinas.
b. Hiperactividad autonómica (hipertermia, hipertensión, salivación excesiva y sudoración).
c. Anormalidades neurológicas (mioclonía, temblores, alucinaciones, distonía, ataxia y disartria).
d. Taquipnea y disnea.
e. Desgaste corporal generalizado (en la etapa terminal).
6. Condición rara. Inicio durante la adultez. Género: M = F.
7. Características patológicas:
a. Degeneración y gliosis reactiva de los núcleos talámicos (ventral anterior y dorsomedial) y núcleo olivar inferior. No inflamación asociada. Hipometabolismo talámico en el PET scan.
8. Depósito en la sustancia gris de la proteinasa K-resistente a la proteína priónica tipo 2.
9. Complicaciones:
a. Infecciones: Tracto respiratorio y urinario.
b. Disfagia.
10. Características PSG:
a. En etapas tempranas, períodos de alerta alternante con desincronización EEG, salvas de actividad MOR y pérdida de tono muscular.
b. Pérdida progresiva de husos de sueño, complejos K y ondas delta. Fragmentación del sueño MOR, la cual puede ocurrir sin atonía muscular.
c. Aplanamiento y EEG no reactivo en la enfermedad terminal.
11. Ninguna terapia conocida específica.

Insomnio por alergia alimenticia
1. El trastorno del sueño se desarrolla como resultado de la ingesta de un alimento o bebida específica. Otros síntomas de alergia (por ejemplo, erupción o malestar gastrointestinal) pueden también estar presentes.

Insomnio idiopático

1. Insomnio de larga duración que no se asocia con etiología identificable.
2. Prevalencia de 0.7% en adolescentes y de 1% en adultos jóvenes. Representa < 10% de las personas con quejas de insomnio que acuden a las clínicas de sueño.
3. Inicio durante la infancia o niñez temprana. Curso crónico a lo largo de la vida sin períodos de remisión. Riesgo incrementado de desarrollar depresión mayor.
4. Diagnóstico por historia clínica (por ejemplo, exclusión de otras causas de la alteración del sueño) y diarios de sueño. La PSG no está indicada de rutina.

Higiene inadecuada del sueño

1. Alteración del sueño debida a actividades o comportamientos que incrementan el despertar o disminuyen la propensión al sueño, y que están bajo el control de la persona.

Insomnio paradójico (percepción distorsionada del estado de sueño)

1. Reportes subjetivos de insomnio crónico severo (muy poco o ningún sueño) durante la mayoría de las noches asociada a no evidencia PSG de alteración significativa del sueño. Los pacientes a menudo sobreestiman LIS y subestiman TTS comparados con las medidas objetivas del sueño.
2. No siestas diurnas o deterioro del funcionamiento diurno.
3. Representa < 5% de los casos de insomnio crónico.
4. Inicio comúnmente durante la adultez temprana o media. Género: F > M.
5. Curso crónico.
6. Características PSG: LIS, calidad del sueño y arquitectura del sueño normales o casi normales, a pesar de reportes subjetivos de poco o ningún sueño durante la PSG.
   a. A menudo, TTS > 6.5 horas.
   b. TLMS: Normal o sugestivo de somnolencia leve.

Insomnio sicofisiológico

1. Alteración crónica del sueño (≥ 1 mes) secundaria a despertar cognitivo intensificado (rumiación y pensamientos intrusivos) y despertar somático (agitación y tono muscular incrementados) a la hora de dormirse. Comportamiento aprendido maladaptivo que previene el dormir.

Ansiedad excesiva y frustración acerca de la inhabilidad para dormir. Los despertares condicionados se limitan a su propia cama y alcoba (el sueño es frecuentemente mejor en otra habitación).
2. Prevalencia de 1-2% en la población general. Representa el 15% de los casos de insomnio crónico. Inicio generalmente durante la adolescencia o adultez temprana. Género: F > M.
3. Curso crónico que puede progresivamente empeorar si no se trata. Riesgo aumentado de desarrollar depresión.
4. Diagnóstico por historia clínica. La PSG no está indicada de rutina. "Efecto de primera noche" y "efecto contrario de primera noche" (peor o mejor sueño que lo usual durante la primera noche en el laboratorio de sueño, respectivamente) pueden presentarse durante la PSG. La PSG puede ser normal.
5. TLMS: LIS diurno normal.
6. Puntos claves:
   a. Alteración de ajuste del sueño improbable (por ejemplo, alteración del sueño aguda que se relaciona con factor precipitante identificable), insomnio sicofisiológico persiste aún después de la resolución de los estresores incitantes.
   b. Trastorno de ansiedad generalizada improbable (por ejemplo, ansiedad se presenta en varios aspectos del diario vivir), ansiedad en insomnio sicofisiológico se limita a los asuntos relacionados con el sueño.

Medicamentos comunes que pueden causar insomnio

1. Antidepresivos (por ejemplo, fluoxetina o protriptilina).
2. β-Bloqueadores.
3. Broncodilatadores.
4. Descongestionantes.
5. Esteroides.
6. Estimulantes.

Evaluación de insomnio

1. Historia y diario de sueño.
2. Pruebas sicométricas (para pacientes seleccionados).
3. PSG, actigrafía y pruebas de laboratorio no están indicadas de rutina. La PSG puede considerarse para el insomnio que se sospeche sea debido a TRAS, TMPE o insomnio paradójico.

Características PSG de insomnio

1. ↑ LIS, ↓ ES, ↓ TTS y ↑ WASO.
2. ↓ N3 y ↓ R (en algunos).
3. ↑ actividad beta de alta frecuencia (14-45 Hz) (EEG cuantitativo).
4. ↑ LIS (TLMS).
5. Nota: La PSG puede ser normal.

Terapia del insomnio

1. Objetivos de la terapia:
   a. Alivio de la alteración del sueño nocturno.
   b. Alivio de las consecuencias diurnas.
2. Tipos de terapia:
   a. Medidas generales (incluyendo higiene del sueño).
   b. Terapia no farmacológica.
   c. Agentes farmacológicos.

Medidas generales

1. Dirigirse a los factores que pueden precipitar o perpetuar la alteración del sueño.
2. Identificar y tratar causas comórbidas de insomnio (por ejemplo, AOS, SPI o trastornos del afecto).
3. Remitir a un clínico especializado en sueño en el tratamiento del insomnio para casos de alteración intratable o atípica del sueño.

Higiene del sueño

1. Un componente necesario de la terapia del insomnio, pero raramente es suficientemente efectivo, por sí mismo para revertir la alteración del sueño.
2. Fomentar actividades a la hora de ir a acostarse y comportamientos que aumenten la propensión al sueño.
   a. Hora regular de acostarse y levantarse.
3. Eliminar actividades y comportamientos que reducen la propensión al sueño.
   a. Siestas prolongadas durante el día, especialmente tarde en la tarde y temprano en la noche.
   b. Gastar excesivo tiempo despierto en la cama.
   c. Ingesta de alcohol y cafeína cerca a la hora de acostarse
   d. Fumar cerca a la hora de acostarse.
   e. Utilizar medicamentos que causen insomnio.
   f. Actividades estimulantes tarde en la noche.
   g. Factores ambientales que interfieren con la conciliación del sueño y continuidad (por ejemplo, luces brillantes o ruido excesivo).
   h. Uso de la cama y alcoba para actividades no relacionadas con el sueño.

Tratamientos cognitivo-comportamentales del insomnio

1. Terapia de primera línea para el insomnio crónico (ambos, primario y por comorbilidad).
2. Tipos de técnicas:
   a. Terapia cognitiva.
   b. Intención paradójica.
   c. Técnicas de relajación.
   d. Restricción de sueño.
   e. Control de estímulos.
3. Mejora el sueño en ambos, insomnio primario y por comorbilidad.
4. Beneficios de los tratamientos no farmacológicos del insomnio:
   a. ↓ Síntomas subjetivos de la alteración del sueño. ↑ subjetivo de la calidad del sueño.
   b. ↓ uso de medicamentos hipnóticos. ↓ utilización de los servicios de salud.
   c. ↓ LIS (más efectivo que la farmacoterapia).
   d. ↓ WASO.
   e. ↑ TTS (menos efectivo que la farmacoterapia).
   f. ↑ ES.
   g. Nota: Reportes subjetivos de mejoría en el sueño son generalmente mayores que las medidas objetivas obtenidas con la PSG.
5. Lo más efectivo de los tratamientos no farmacológicos del insomnio:
   a. Restricción de sueño.
   b. Control de estímulos.
6. Beneficios a corto plazo comparables con la terapia farmacológica. A diferencia de la farmacoterapia, los efectos benéficos se mantienen tiempo después del período de tratamiento inicial. En seguimiento a largo plazo, La TCC fue más efectiva que la farmacoterapia. Sin embargo, combinación de TCC más tratamiento farmacológico se asocia con peores desenlaces que la TCC sola.

Terapia cognitiva

1. Dirigirse a las creencias disfuncionales (expectativas inapropiadas y preocupación excesiva) que acompañan al insomnio.

2. Técnicas incluyen decatastrofización, reestructuración cognitiva, desviación de la atención y reevaluación que identifiquen los procesos cognitivos irracionales, desafiar las quejas no reales, y proveer una comprensión más apropiada de la alteración del sueño y deterioro diurno.

Intención paradójica
1. Diseñado para disminuir la ansiedad del desempeño asociada con los esfuerzos para quedarse dormido.
2. La técnica:
   a. "Vaya a la cama en la noche y trate de permanecer despierto tanto como pueda."

Técnicas de relajación
1. Reducción del hiperalertamiento somático y cognitivo.
2. Técnicas:
   a. Relajación muscular progresiva (para alertamiento somático; tensionar y relajar secuencialmente varios grupos musculares del cuerpo).
   b. Biofeedback (para el alertamiento somático).
   c. Imaginería guíada (para el alertamiento cognitivo).

Restricción de sueño
1. Incrementar el impulso de sueño homeostático (debido a la deprivación de sueño) reduciendo el tiempo en la cama. El tiempo en la cama subsecuentemente se incrementa una vez la eficiencia de sueño mejore.
2. La técnica:
   a. "Mantener un diario de sueño."
   b. "Limitar el tiempo que se pasa en la cama sólo al tiempo real de sueño (al menos 4.5-5 horas por noche)."
   c. "Avanzar o retrasar la hora de acostarse basado en el cálculo de la eficiencia de sueño ([tiempo total de sueño/tiempo en cama] X 100%) de las 5 noches previas hasta que la duración deseada de sueño se alcance".
   d. "Avanzar la hora de acostarse 15-30 minutos si la eficiencia de sueño es mayor de 90%."
   e. "Retrasar la hora de acostarse 15-30 minutos si la eficiencia de sueño es menor de 80%."

f. "No cambiar la hora de acostarse si la eficiencia de sueño está entre 80% y 90%."
g. "Levantarse a la misma hora todas las mañanas."
h. "No tomar siestas durante el día."

Resumen:
1. *Si ES > 90%: Acostarse más temprano.*
2. *Si ES 80-90%: Acostarse a la misma hora.*
3. *Si ES < 80%: Acostarse más tarde.*

Control de estímulos
1. Diseñado para fortalecer la asociación entre la alcoba y la hora de acostarse a una respuesta condicionada para dormir.
2. Útil para ambos, insomnio de conciliación y de mantenimiento.
3. Beneficios: ↓ LIS y ↓ WASO.
4. La técnica:
   a. "Utilice la cama solo para dormir o para actividad sexual."
   b. "Acuéstese a dormir solamente cuando tenga sueño."
   c. "Si no es capaz de quedarse dormido (aproximadamente dentro de 10-20 minutos), levántese de la cama y vaya a otro cuarto. Involúcrese en una actividad tranquila, y vuelva a la cama solamente cuando tenga sueño."
   d. "Levántese a la misma hora todas las mañanas."
   e. "No tome siestas durante el día."

Terapia multicomponente cognitivo-comportamental
1. Tratamiento que comúnmente incluye higiene del sueño, terapia cognitiva, técnicas de relajación, restricción de sueño y control de estímulos.

Farmacoterapia del insomnio
1. Ramelteón y zaleplón para el insomnio de conciliación.
2. BZ, eszopiclone y zolpidem para el insomnio de conciliación y mantenimiento.
3. Evidencia insuficiente a pesar de la eficacia de antidepresivos sedantes, agentes antisicóticos, antihistamínicos y compuestos botánicos para el tratamiento del insomnio.
4. Efectos en la PSG de los agentes hipnóticos: ↓ LIS, ↑ ES, ↑ TTS y ↓ WASO.
   a. BZ: ↑ N2 (más husos de sueño), ↓ N3 y ↓ R.
5. *Recordatorios importantes:*

a. Agentes hipnóticos pueden aumentar el sueño pero no necesariamente mejoran el desempeño diurno.
b. Hay mínimos efectos benéficos a largo plazo sobre el sueño luego de la descontinuación de los agentes hipnóticos.

Indicaciones para agentes hipnóticos
1. Disrupción del sueño transitoria (por ejemplo, jet lag o alteración de ajuste del sueño).
2. Insomnio crónico primario que falla a responder a la TCC.
3. Insomnio crónico comórbido que no mejora con el tratamiento de la causa subyacente y con la TCC.

Características de agentes hipnóticos
1. Inicio de acción se afecta por (1) tasa de absorción del medicamento (Tmáx o tiempo para alcanzar la concentración plasmática pico) y (2) tasa de distribución en el SNC. El inicio de acción de un medicamento influye en la latencia de sueño.
2. La duración de la acción se afecta por (1) dosis administrada, (2) vida media de eliminación y (3) tasa de metabolismo *(mayor dosis, vida media más larga y menor tasa de metabolismo resulta en mayor duración de acción)*. La duración de acción de un medicamento influye en el mantenimiento del sueño.
   a. Medicamentos con vida media > 4 horas son requeridos para el tratamiento del insomnio de mantenimiento.
3. La potencia de acción se determina por (1) dosis administrada y (2) afinidad por receptor.

Vida media de eliminación de los agentes hipnóticos
1. Menos de una hora:
   a. Ramelteón.
   b. Zaleplón.
2. 2 a 5 horas:
   a. Eszopiclone.
   b. Triazolam.
   c. Zolpidem.
3. 5 a 24 horas:
   a. Estazolam.
   b. Temazepam.
4. Mayor de 40 horas:
   a. Flurazepam.
   b. Quazepam.

Selección de agentes hipnóticos basados en el momento del insomnio
1. Agentes de acción corta para el insomnio de conciliación.
2. Agentes de acción intermedia para el insomnio concurrente de conciliación y de mantenimiento.
3. Agentes de acción larga para los despertares matutinos tempranos y la ansiedad diurna.

Benzodiacepinas y agonistas no benzodiacepínicos del receptor de benzodiacepina
1. Se unen al complejo receptor ácido gama-aminobutírico de benzodiacepina (GABA-BZ).
   a. El receptor GABA-A consta de 5 subunidades, típicamente 2 alfa, 2 beta y una subunidad gama. El receptor de BZ está localizado en la interfase entre la subunidad alfa y gama.
   b. El acoplamiento de GABA, un neurotransmisor inhibitorio, al receptor GABA-A causa la apertura del canal de cloro, llevando a un influjo de iones hacia la célula e hiperpolarización. Esta respuesta inhibitoria se aumenta (modulación alostérica positiva) cuando los agonistas del receptor de BZ se acoplan al sitio de BZ (por ejemplo, mayor influjo de iones cloro).
2. Varias subunidades del receptor GABA-BZ tienen acciones diferentes.
   a. BZ1: Acciones hipnóticas y amnésicas.
   b. BZ2 y BZ3: Relajación muscular, acciones anticonvulsivantes y antiansiedad.

Benzodiacepinas
1. Se unen no selectivamente a las diferentes subunidades del receptor GABA-BZ, BZ1, BZ2 y BZ3.
2. Adicionalmente a sus propiedades hipnóticas, también son potentes ansiolíticos, miorelajantes y anticonvulsivantes.

Efectos adversos de las benzodiacepinas
1. Ansiedad diurna de rebote (con los agentes de acción corta).
2. Somnolencia diurna (con los agentes de acción larga).
3. Deterioro cognitivo y sicomotor (incoordinación motora, tiempo de reacción retardado, confusión y amnesia).

4. Desarrollo de tolerancia (necesidad de incrementar dosis para alcanzar beneficio terapéutico similar durante el uso crónico).
5. Síntomas de abstinencia (ansiedad, irritabilidad e inquietud).
6. Dependencia y problemas de abuso (riesgo de abuso).
7. Recaída (recurrencia del insomnio después de la descontinuación del medicamento).
8. Insomnio de rebote (empeoramiento de la alteración de sueño comparado con los niveles pretratamiento después de la descontinuación del medicamento; más probablemente con el uso prolongado de agentes de acción corta e intermedia).
9. Depresión respiratoria y empeoramiento de AOS.
10. Aumento en las caídas (en algunos adultos mayores).

Contraindicaciones para utilizar benzodiacepinas
1. Embarazo y lactancia.
2. Deterioro renal o hepático significativo (requiere ajuste de dosis).
3. AOS no tratada.
4. Discapacidad ventilatoria obstructiva y restrictiva severa.

Agonistas no benzodiacepínicos del receptor de benzodiacepina
1. Se unen selectivamente a la subunidad del receptor BZ1.
2. Duración de acción (de más corto a más largo): zaleplón < zolpidem < eszopiclone.
3. Comparados con las benzodiacepinas convencionales:
   a. Acción hipnótica similar.
   b. No propiedades de relajación muscular, anticonvulsivantes ni ansiolíticas.
   c. Causan menos probablemente insomnio de rebote, síntomas de abstinencia o tolerancia.
   d. Alteran menos probablemente la arquitectura del sueño.
   e. Mínimo abuso o problemas de adicción.
   f. No metabolitos activos.
4. FDA las programó como sustancias controladas IV.

Agonista del receptor de melatonina
1. Ramelteón.
2. Agonista selectivo para los subtipos del receptor de melatonina en el SNC, MT1 (atenuación del despertar) y MT2 (cambio de fase de ritmos circadianos).

3. Vida media corta. Indicado para el insomnio de conciliación.
4. Contraindicaciones: Uso de fluvoxamina y deterioro hepático.

Antidepresivos sedantes y agentes antisicóticos
1. Datos publicados limitados sobre el uso apropiado en insomnio. No recomendados para el tratamiento del insomnio.
2. Trazodone.
   a. No potencial significativo para tolerancia o dependencia.
   b. Efectos adversos posibles incluyen arritmias cardíacas, hipotensión ortostática y priapismo.
   c. Puede llevar al síndrome de serotonina cuando se administra con otros agentes específicos serotoninérgicos.
3. Nefazodone.
   a. Asociada con toxicidad hepática rara.
4. Mirtazapina.
5. Antidepresivos tricíclicos (sedación).
   a. Amitriptilina, doxepina, nortriptilina y trimipramina.
   b. Efectos adversos incluyen acciones anticolinérgicas (por ejemplo, retención urinaria o constipación), arritmias cardíacas, hipotensión ortostática y exacerbación de SPI y TMPE.
6. Agentes antisicóticos sedantes (por ejemplo, quetiapina y olanzapina).

Agentes hipnóticos sin fórmula
1. No recomendados para el tratamiento del insomnio. Datos publicados limitados sobre la eficacia como ayudas para dormir en insomnio.
2. Antagonistas de histamina de primera generación (por ejemplo, difenhidramina).
   a. Sedación.
   b. Efectos en la PSG: $\downarrow$ LIS y $\uparrow$ TTS.
   c. Constituyen la mayoría de los agentes hipnóticos que no necesitan fórmula médica para ser adquiridos.
   d. Agentes de segunda generación (por ejemplo, loratadina y fexofenadina) menos probablemente causan sedación.
   e. Efectos adversos de antagonistas de histamina:
      i. Desarrollo rápido de tolerancia al efecto hipnótico.
      ii. Sedación residual diurna debido a la vida media larga.

  iii. Efectos anticolinérgicos: Confusión, delirio, vértigo, visión borrosa, boca seca, retención urinaria, constipación, y ↑ presión intraocular en el glaucoma de ángulo estrecho.

3. Melatonina.

  a. Utilizado primariamente para el tratamiento del insomnio asociado con TRCSs.

  b. No aprobado por la FDA para el tratamiento del insomnio.

  c. Vida media corta de 20-30 minutos.

4. Compuestos botánicos.

  a. Existe evidencia no conclusiva de la eficacia del kava, pasiflora, casquete de valeriana como tratamiento para el insomnio.

  b. Se ha descrito hepatotoxicidad con el kava y la valeriana.

Días somnolientos

Generalidades

1. Somnolencia excesiva se define como la inhabilidad para consistentemente alcanzar y mantener la vigilia y el estado de alerta que permita llevar a cabo las tareas del diario vivir.
2. La SDE puede manifestarse como siestas frecuentes, ataques de sueño o episodios de microsueño. La SDE también puede presentarse como hiperactividad en los niños o como comportamiento automático.
3. La prevalencia es mayor entre adolescentes y adultos mayores. Género: M = F.
4. Consecuencias de SDE incluyen:
   a. $\uparrow$ Riesgo de accidentes.
   b. $\uparrow$ Ausentismo.
   c. $\downarrow$ desempeño laboral y académico.
   d. Trastorno del afecto.
5. Causas generales de SDE:
   a. Duración inadecuada de sueño.
   b. Fragmentación del sueño.
   c. Trastornos del aparato de sueño-vigilia del SNC.
   d. Alteración del ritmo circadiano en la hora de dormir y la vigilia.
   e. Medicamentos y uso o retiro de sustancias.

Síndrome de sueño insuficiente inducido comportamentalmente

1. La SDE se debe a DS voluntariamente crónica, pero no intencional. La mejoría en los síntomas ocurre después de sueño más prolongado (tal como durante los fines de semana y los festivos).
2. Esta es la causa más común de SDE.
3. Prevalencia incrementada entre adolescentes. Género: M > F.
4. El diagnóstico se hace con base en la historia clínica y los diarios de sueño. La PSG no está indicada.
5. Características de la PSG y el TLMS:

a. PSG: $\downarrow$ LIS, $\uparrow$ ES, $\uparrow$ TTS (cuando se permite continuar el sueño libremente), $\downarrow$ WASO, $\uparrow$ N3 y $\uparrow$ R.
b. TLMS: $\downarrow$ LIS (< 8 minutos +/- SOREMPs).
6. La terapia incluye extensión del sueño.

Hipersomnio idiopático

1. Somnolencia constante a pesar de cantidades de sueño nocturno y siestas en el día suficientes, o aún incrementadas. Ninguna causa identificable.
2. Comparado con la narcolepsia, las siestas son más largas y menos refrescantes. No cataplejía.
3. Características clínicas asociadas: Comportamiento automático, confusión al despertar, desorientación, cefaleas, hipotensión ortostática, síntomas vasculares tipo Raynaud y síncope.
4. Clasificado bien sea: (a) con tiempo de sueño largo [sueño nocturno $\geq$ 10 h y $\geq$ 1 siesta en el día de >1 hora], o (b) sin tiempo de sueño largo [sueño nocturno > 6 pero < 10 horas].
5. Género: M = F. Inicio comúnmente durante la adolescencia o la adultez temprana. Curso típicamente crónico.
6. Diagnóstico requiere PSG y TLMS. Se recomienda monitoreo de presión esofágica para excluir SRAVAS. Niveles normales de hipocretina-1 en LCR. El examen neurológico es usualmente normal.
   a. Características de la PSG: $\downarrow$ LIS, $\uparrow$ ES, $\uparrow$ o TTS normal, $\downarrow$ WASO, $\uparrow$ N3 (en algunos) y no cambios en LS MOR.
   b. TLMS: $\downarrow$ LIS medio (< 8 [6 +/- 3] minutos) y < 2 SOREMPs.
7. La terapia consiste en higiene de sueño y agentes estimulantes (sin embargo, menos favorable y menos predecible la respuesta a estimulantes comparado con la

narcolepsia).

Hipersomnio recurrente
1. Episodios recurrentes de SDE que ocurren apartados en semanas o meses, típicamente cerca de 10 veces anualmente.
2. Sueño, alerta y comportamiento general normales entre los episodios.
3. Bien sea monosintomático (somnolencia solamente, tales como hipersomnio relacionado con el ciclo menstrual) o polisintomático/síndrome de Kleine Levin (somnolencia, hiperfagia, hipersexualidad, agresividad, comportamiento anormal y deterioro cognitivo).
   a. Hipersomnio relacionado con el ciclo menstrual:
      i. SDE dura cerca de 1 semana con resolución rápida de síntomas al momento de la menstruación. Uso de anticonceptivos orales lleva a remisión prolongada.
   b. Síndrome de Kleine-Levin.
4. Raro. Género: M > F (síndrome de Kleine-Levin). M = F (tipo monosintomático).
5. Inicio durante la adolescencia temprana. La severidad del hipersomnio puede disminuir a lo largo del tiempo en el síndrome de Kleine-Levin.
6. Etiología desconocida. Hipoperfusión diencefálica en la tomografía con emisión de positrones en el síndrome de Kleine-Levin.
7. PSG: $\downarrow$ ES y $\uparrow$ WASO.
8. PSG de 24-horas: $\uparrow$ TTS ($\geq$ 18 horas).
9. Considerar ensayo de terapia con litio en el síndrome de Kleine-Levin.

Hipersomnio debido a trastornos médicos, neurológicos o siquiátricos
1. Duración suficiente del sueño nocturno (> 6 horas). Cataplejía está ausente.
2. Trastornos médicos que pueden causar hipersomnio:
   a. Encefalopatía hepática.
   b. Hipotiroidismo.
   c. Enfermedad de Niemann Pick tipo C.
   d. Síndrome de Prader-Willi.
   e. Falla renal.
3. Trastornos neurológicos que pueden causar hipersomnio:
   a. Infecciones o tumores del SNC.

   b. Trauma craneoencefálico.
   c. Enfermedad de Parkinson.
   d. Evento cerebrovascular.
4. Trastornos siquiátricos que pueden causar hipersomnio:
   a. Depresión atípica.
   b. Trastorno bipolar tipo II del afecto.
   c. Trastorno afectivo estacional.

Hipersomnio debido a medicamentos o sustancias
1. Uso o abuso de agentes hipnótico-sedantes.
2. Retiro de agentes estimulantes.

Evaluación de SDE
1. Historia de sueño. Diario de sueño +/- actigrafía.
2. Pruebas subjetivas de somnolencia (por ejemplo, ESE y la escala de somnolencia de Stanford).
3. Severidad de la somnolencia basado en ESE: Puntaje en conjunto: 0-9 (normal), $\geq$ 10 (somnolencia presente; se recomienda asesoramiento de especialista en sueño).
4. PSG (para excluir AOS y TMPE).
5. TLMS.
   a. Somnolencia se define como una LIS media < 8 minutos.
   b. Latencias de sueño medias+/- SD:
      i. 10 +/- 4 minutos en personas sanas.
      ii. 3 +/- 3 minutos para narcolepsia.
      iii. 6 +/- 3 minutos para hipersomnio idiopático.
6. TMA.
   a. LIS < 40 minutos.

Contramedidas efectivas para SDE
1. Extensión del sueño (para síndrome de sueño insuficiente).
2. Siestas.
   a. Siestas largas (por ejemplo, > 2 horas) pueden causar inercia de sueño.
3. Terapia de luz brillante para el TSATT y el jet lag.
4. Cafeína: Cafeína y las siestas tienen efectos aditivos.
5. Agentes estimulantes: Anfetaminas, metilfenidato o modafinil.

Narcolepsia

Generalidades

1. Trastorno neurológico caracterizado por la tétrada clínica de SDE y manifestaciones de fisiología del sueño MOR durante la vigilia (por ejemplo, cataplejía, parálisis del sueño y alucinaciones del sueño).
   a. Solamente cerca del 10-15% de las personas con narcolepsia presentan la tétrada completa.
2. Prevalencia de características clínicas:
   a. SDE: ≈ 100%.
   b. Cataplejía: ≈ 60-90%.
   c. Parálisis del sueño: ≈ 5-65%.
   d. Alucinaciones del sueño: ≈ 8-70%.
   e. Alteración del sueño: 50-80%.
   f. Comportamiento automático: 8-40%.

Somnolencia excesiva

1. Generalmente el primero y más incapacitante síntoma de la narcolepsia.
2. Siestas breves, usualmente de duración 10-20 minutos, ocurren repetidamente a lo largo del día. SDE se mejora transitoriamente después de despertar de una siesta pero gradualmente se incrementa a las 2-3 horas.
   a. Las siestas cortas repetitivas vistas en adultos contrastan con los períodos prolongados de sueño en los niños.
3. *Ataques de sueño* – Episodios súbitos, irresistibles de somnolencia que ocurren abruptamente sin aviso llevando a dormirse en sitios y circunstancias inapropiadas.

Cataplejía

1. Episodios abruptos y transitorios de atonía muscular o hipotonía durante la vigilia que son típicamente precipitados por emoción intensa (por ejemplo, risas, rabia o excitación).
   a. También puede desencadenarse cataplejía durante el cambio de anfetaminas a modafinil.
2. La recuperación es inmediata y completa,

pero episodios prolongados pueden aumentar el sueño MOR.

3. Generalmente < 2 minutos de duración.
4. Áreas más comúnmente afectadas son los miembros inferiores, cara, mandíbula y cuello.
    a. Los músculos respiratorios y oculomotores son respetados.
    b. Puede ocurrir visión borrosa.
5. La memoria y la conciencia no se afectan.
6. Comúnmente ocurre 1-3 veces por semana (variable). Frecuencia de la cataplejía puede disminuir a lo largo del tiempo.
7. El examen físico durante un episodio de cataplejía puede demostrar flacidez muscular, reducción o ausencia de los reflejos osteotendinosos, y un signo de Babinski positivo.
8. Nota:
    a. Cataplejía es el único síntoma patognomónico de narcolepsia. No obstante, la ausencia de cataplejía no excluye el diagnóstico de narcolepsia.
    b. *Estatus cataplejico*: Episodios repetitivos de cataplejía ocurren sucesivamente y puede desarrollarse después del retiro de agentes supresores del MOR.

Alucinaciones del sueño
1. Fenómenos alucinatorios pueden ser visuales, auditivos, táctiles o cinéticos.
2. Ocurren durante la vigilia al inicio del sueño (hipnagógicas) o al despertar (hipnopómpicas).
3. Puede acompañarse de parálisis del sueño.
4. No patognomónicas de narcolepsia. Alucinaciones del sueño recurrentes están presentes en cerca del 4% individuos sanos.

Parálisis del sueño
1. Parálisis muscular transitoria ocurre bien sea al inicio del sueño (hipnagógica) o al despertar (hipnopómpica). Duración de unos pocos segundos o minutos.
2. Afecta los músculos voluntarios respetando los músculos respiratorios, oculomotores y esfinterianos.
3. El sensorio no se afecta.
4. La recuperación es inmediata y completa.

Alteración del sueño
1. Pobre calidad del sueño con microdespertares y despertares repetitivos.
2. Las personas afectadas se pueden quejar de insomnio de mantenimiento.

Otras características clínicas
1. Deterioro de memoria.
2. Comportamiento automático.
3. Cambios visuales – visión borrosa, diplopía y ptosis.
4. Emborrachamiento del sueño (confusión y estado de alerta disminuido inmediatamente después de un despertar).
5. Hiperactividad y discapacidad en el aprendizaje (en niños).

Trastornos asociados
1. Riesgo incrementado de desarrollar TRAS (AOS y ACS), MPES y TCM.
2. Riesgo incrementado de desarrollar depresión y DM tipo 2.
3. Alta prevalencia de sicopatología en el Inventario de personalidad multifásico de Minnesota (MMPI).

Características demográficas
1. Prevalencia de 0.05% en EEUU.
    a. Mayor prevalencia en Japón y menor prevalencia en Israel.
2. Género: M > F (narcolepsia con cataplejía).

Curso clínico
1. La SDE es usualmente el síntoma que se presenta, seguido meses a años más tarde por la aparición de cataplejía, parálisis del sueño y alucinaciones del sueño.
2. El inicio es generalmente durante la adolescencia y adultez temprana (15-25 años de edad), y raramente antes de los 5 años o después de los 60 años de edad.
3. El curso es típicamente crónico. La SDE es generalmente persistente, mientras que la severidad de la cataplejía puede disminuir con el paso del tiempo.

Fisiopatología
1. La SDE se relaciona con la pérdida de las neuronas hipocretinérgicas hipotalámicas, con ↑ gliosis.
2. También se asocia con:
    a. Sistema colinérgico que regula al sueño MOR defectuoso (supersensibilidad colinérgica).
    b. Regulación monoaminérgica defectuosa de los mecanismos colinérgicos.
    c. Deterioro del sistema dopaminérgico.
3. Mecanismos de cataplejía:

Pérdida de la excitación del locus cerúleo inducida por hipocretina (noradrenérgico) y del rafé dorsal (serotoninérgico)
↓
Desinhibición de las neuronas colinérgicas en TLD y núcleos TPP
↓
Estimulación del núcleo magnocelularis
↓
Hiperpolarización mediada por glicina de las células de las astas anteriores de la médula espinal

Consecuencias
1. Accidentes.
2. Depresión.
3. Obesidad.
4. ↓ QOL.

Narcolepsia sin cataplejía
1. Aunque no está asociada con cataplejía, los síntomas semejantes a cataplejía pueden estar presentes (por ej., episodios prolongados de cansancio, o debilidad muscular asociada con desencadenantes atípicos, tales como el ejercicio).
2. Representa el 10-50% de los casos de narcolepsia.
3. La mayoría de las personas tienen niveles de hipocretina-1 en LCR normales.
   a. Personas con narcolepsia sin cataplejía HLA DQB1*0602-negativo generalmente tienen niveles de hipocretina-1 en LCR normales.
   b. Niveles bajos de hipocretina-1 en LCR están presentes en 10-20% de personas con narcolepsia sin cataplejía HLA DQB1*0602-positivo.
4. La pérdida de las neuronas hipotalámicas que contienen hipocretinas se cree que es menos severa que en la narcolepsia con cataplejía.
5. 40% son HLA DQB1*0602 positivo.

Narcolepsia secundaria a trastornos médicos
1. Referida como narcolepsia secundaria.
2. Presencia de condiciones médicas o neurológicas que son responsables de los síntomas narcolépticos.
3. Niveles de hipocretina-1 en LCR están bajos (< 110 pg/mL o < 1/3 de los valores de control promedio normales).
4. Condiciones médicas comunes que causan síntomas narcolépticos:
   a. Lesiones hipotalámicas: tumores, esclerosis múltiple o sarcoidosis.
   b. Lesiones del tallo cerebral: degenerativas, infecciosas o inflamatorias.
   c. Síndrome paraneoplásico (con anticuerpos anti-Ma2).
   d. Enfermedad de Niemann-Pick tipo C.
   e. Trauma craneoencefálico.
   f. Enfermedad de Parkinson.
   g. Atrofia sistémica múltiple.
   h. Enfermedad viral (inespecífica).
   i. Encefalomielitis diseminada.
   j. Distrofia miotónica y síndrome de Prader-Willi – ambos con narcolepsia y TRAS.

Evaluación
1. Historia clínica.
   a. Narcolepsia con cataplejía puede diagnosticarse con la historia solamente.
2. La PSG seguida de TLMS está indicada cuando la cataplejía está ausente, atípica o ambigua.
3. Otras pruebas con menos certeza de utilidad diagnóstica:
   a. Escalas subjetivas de sueño, tales como ESE o la escala de somnolencia de Stanford.
   b. Test de desempeño de vigilia.

Características polisomnográficas
1. ↓ LIS (< 10 minutos).
2. SOREMP (LS MOR ≤ 10-15 minutos) en 25-50% de los casos.
3. ↑ N1.
4. ↑ WASO (despertares repetitivos).
5. ↓/= TTS.
6. R normal.

Test de latencia múltiple del sueño
1. LIS promedio ≤ 8 minutos (presente en el 90% de los pacientes con narcolepsia y en 15-30% de los individuos normales).
   a. LIS promedio: 3 +/- 3 minutos.
2. ≥ 2 SOREMPs (sensibilidad: 0.7; especificidad: 0.9).
3. La combinación de LIS acortado y SOREMPs está presente en solamente cerca de 60-85% de los casos.
4. SOREMPs múltiples son más específicos para narcolepsia que una LIS acortada.

5. Otras causas comunes de LIS promedio acortada, a menudo con SOREMPs, son DS, AOS y TFRS.
6. La ausencia de SOREMPs no excluye la presencia de narcolepsia, y su presencia no establece el diagnóstico.

Test de mantenimiento de alerta
1. Puede ser usado para monitorear la respuesta al tratamiento con medicamentos estimulantes utilizados para la SDE.

Hipocretina-1 en LCR
1. Nivel de hipocretina-1 en LCR ≤ 110 pg/mL o < 1/3 de los valores de control promedio normales (en ausencia de enfermedad cerebral severa).
   a. Altamente específico y sensible para narcolepsia con cataplejía. Una prueba normal no excluye el diagnóstico de narcolepsia con cataplejía (niveles normales en 10% de esta población).
   b. Niveles normales son usualmente encontrados en narcolepsia sin cataplejía.

Usos posibles de la medición de hipocretina-1 en LCR
1. Uso actual de medicamentos (por ej., estimulantes o supresores del sueño MOR) que pueden interferir con la interpretación apropiada de los resultados del TLMS.
2. En personas que son demasiado jóvenes para someterse a TLMS.
3. Temprano en el curso de la enfermedad previo al desarrollo de cataplejía.

Clasificación de HLA
1. Utilidad diagnóstica limitada.

Terapia: medidas generales
1. Higiene de sueño apropiada.

2. Horarios regulares de sueño-vigilia.
3. Duración de sueño nocturno suficiente.
4. Tratamiento de otras alteraciones del sueño concurrentes que pueden causar SDE.
5. Evitar actividades potencialmente peligrosas (por ej., conducir) hasta que la SDE se maneje adecuadamente.
6. Siestas programadas (rara vez es suficiente como tratamiento único de la SDE).

Tratamiento de la somnolencia excesiva
1. Armodafinil y modafinil (catalogadas como medicamentos IV).
2. Dextroanfetamina.
3. Metilfenidato (catalogado como medicamento II).
4. Nota: Pemolina ha sido retirada del mercado debido a preocupaciones con respecto a hepatotoxicidad.

Tratamiento de la alteración del sueño
1. Agentes hipnóticos.
2. γ-hidroxibutirato (oxibato sódico).

Tratamiento de la cataplejía, parálisis del sueño y alucinaciones del sueño
1. Agentes supresores del sueño MOR:
   a. ISRS: Fluoxetina.
   b. ATC:
      i. Sedantes: Desipramina o imipramina.
      ii. Estimulantes: Protriptilina.
   c. Inhibidores de la recaptación de norepinefrina y serotonina no tricíclicos: Venlafaxina.
   d. IMAO.
   e. *Nota*: Descontinuación súbita de los supresores del sueño MOR pueden desencadenar un estatus cataplejico.
2. γ-hidroxibutirato.
3. Otros medicamentos: Carbamazepina, clonidina o viloxazina.

Apnea obstructiva del sueño

Generalidades

1. Reducción repetitiva o cese del flujo de aire, a pesar de la presencia de esfuerzos respiratorios, debido a oclusión parcial o completa de la VA durante el sueño.

Definiciones

1. Apnea (adulto): Cese del flujo de aire nasal y oral durante ≥ 10 segundos.
   a. Evento central: Esfuerzos respiratorios están ausentes.
   b. Evento obstructivo: Esfuerzos respiratorios están presentes.
   c. Evento mixto: Apnea central inicial seguida por apnea obstructiva.
2. Hipopnea: Reducción del flujo de aire ≥ 30% del basal durante ≥ 10 segundos más desaturación de oxígeno ≥ 4%.
3. Despertar relacionado con esfuerzo respiratorio (RERA): Reducción en el flujo a pesar de incremento del esfuerzo respiratorio (presiones esofágicas más negativas progresivamente) durante ≥ 10 segundos que finaliza con un despertar. No asociada con desaturación de oxígeno significativa (< 4% de caída en SaO_2).

4. Apnea del sueño compleja: Apneas centrales que se desarrollan o se hacen más frecuentes durante la titulación de CPAP para AOS.
5. Índice de Apnea hipopnea: Suma de apneas e hipopneas por hora de sueño.

Clasificación de severidad con base en IAH
1. *Leve*: 5-15.
2. *Moderada*: 16-30.
3. *Severa*: > 30.
Nota: Otros factores que influyen la severidad clínica de AOS incluyen (a) grado de SDE, (b) nadir de SaO_2, (c) el alcance de la fragmentación del sueño, (d) presencia de arritmias nocturnas y e) trastornos comórbidos cardiovasculares o neurológicos.

Etiología de la variabilidad noche a noche del IAH en personas con AOS
1. Cambios en % sueño MOR.
2. Cambios en porcentaje de sueño en supino vs no supino.
3. Cambios en la resistencia nasal (por ej., congestión).
4. Uso de alcohol, relajantes musculares, sedantes u opioides.
5. Cambio en el peso (con el paso del tiempo).

Características demográficas
1. Prevalencia:
   a. 24% de los hombres adultos y 9% de las mujeres adultas (si AOS se define por un IAH $\geq$ 5).
   b. 4% de hombres adultos y 2% de mujeres adultas (si AOS se define por un IAH $\geq$ 5 más quejas de SDE).
   c. Más común en niños (edades 3-5 años) que en adolescentes.
   d. 30-80% de adultos mayores.
2. Género: M > F. Prevalencia se incrementa en las mujeres con menopausia.

La vía aérea superior como un cilindro colapsable
1. El flujo de aire en la VA está determinado por (a) la diferencia entre las presiones corriente arriba (por ej., nasal) y corriente abajo, y (b) la resistencia de la vía aérea. Así, el flujo de aire es mayor con $\uparrow$ presión corriente arriba, $\downarrow$ presión corriente abajo y $\downarrow$ resistencia de la vía aérea.
2. La patencia de la VA es dependiente del balance de los factores que mantienen la apertura de la vía aérea (por ej., activación de los músculos dilatadores) y de aquellos que promueven el cierre de la vía aérea (por ej., reducción en la presión intraluminal de la vía aérea extratorácica así como también de las fuerzas de Bernoulli). El tamaño de la vía aérea también está influenciado por el volumen pulmonar, ambos disminuyen durante el sueño. Durante la vigilia, la presión negativa intraluminal desencadena la activación refleja del músculo dilatador de la VA (por ej., $\uparrow$ actividad del geniogloso); este reflejo progresivamente disminuye durante el sueño No MOR y MOR.
3. Presión crítica de cierre (P_{CRIT}) es la presión intraluminal a la cual la VA colapsa. P_{CRIT} se hace progresivamente menos negativa desde los no roncadores y roncadores a las personas con AOS. Activación de los músculos dilatadores de VA disminuye la P_{CRIT}.

Ganancia del asa ventilatoria
1. Personas con AOS tienen un sistema de control ventilatorio de retroalimentación negativo inestable intrínsecamente. Esta alta ganancia del asa ventilatoria incrementa la probabilidad de respiración periódica aún en casos de alteraciones respiratorias mínimas.

Fisiopatología de AOS
1. Comparados con los controles, las personas con AOS tienden a tener VA más estrecha que la hace más vulnerable al colapso. Los sitios de obstrucción de la VA más comunes son la región retropalatina (detrás del paladar) y la región retrolingual (detrás de la lengua).
2. La obstrucción repetitiva de la VA debida a la actividad reducida de los músculos dilatadores de la VA durante el sueño se asocia con:
   a. Caídas episódicas en SaO_2.
   b. Ronquido (alternado con períodos de silencio).
   c. Arritmias (bradicardia relativa durante la obstrucción de la vía aérea seguida de taquicardia durante la terminación de la apnea).

d. Despertar en el momento de terminación del evento.
e. ↑ PA en el período inmediato postapneíco.

Factores que incrementan la severidad de la desaturación de oxígeno en AOS

1. ↓ SaO2 en vigilia y supino.
2. ↓ SaO2 basal en el sueño.
3. ↑ % de TTS con apneas o hipopneas.
4. ↑ Duración de apnea o hipopneas.
5. ↓ Duración de la ventilación normal entre períodos de apnea o hipopnea.
6. ↓ CRF y VRE.
7. Presencia de trastornos pulmonares comórbidos (por ej., EPOC).
8. Etapa del sueño (más severo durante el sueño MOR que durante el sueño No MOR).
9. Tipo de apnea (más severo con apneas obstructivas que centrales).

Factores de riesgo para AOS

1. *Historia familiar + de AOS.*
2. *Género Masculino* (para adultos): M:F relación de 2-3:1.
3. *Estado menopáusico en mujeres*: Mujeres posmenopáusicas que utilizan TRH tienen menos riesgo de AOS que las que no la utilizan (en algunos estudios).
4. *Envejecimiento*: Incremento en el riesgo por encima de la edad media (50-55 años de edad).
5. *Peso corporal excesivo*: Factor de riesgo mayor. Un incremento del 10% en el peso se asocia con un incremento de 6 veces en el riesgo para AOS. Obesidad central (relación cintura:cadera) es más importante que la obesidad general.
6. *Ronquido.*
7. *Características específicas cráneofaciales y orofaríngeas,* que incluyen:
   a. Incremento de la circunferencia del cuello(> 43cm en hombres y > 40cm en mujeres).
   b. Estrechez nasal o congestión.
   c. Macroglosia.
   d. Paladar blando bajo.
   e. Amígdalas y adenoides grandes (especialmente en niños).
   f. Hipoplasia de la línea media de la cara, retrognatia, micrognatia o hipoplasia mandibular.
   g. Estenosis traqueal y laringomalacia.
8. *Síndromes hereditarios:*
   a. Hipoplasia maxilar:
      i. Antley-Bixler.
      ii. Apert.
      iii. Crouzon.
      iv. Down.
      v. Pfeiffer.
      vi. Stickler.
   b. Hipoplasia mandibular:
      i. Goldenhar.
      ii. Pierre-Robin.
      iii. Treacher Collins.
   c. Hipertrofia lingual:
      i. Beckwith-Wiedeman.
      ii. Hunter.
   d. Notas: El grado de desfiguración cráneofacial puede no correlacionarse con la severidad de AOS. Tamizaje de rutina para AOS se recomienda para personas con síndromes cráneofaciales.
9. *Raza* (africano-americanos, mexicano-americanos, asiáticos e isleños del Pacífico).
10. *Fumar y uso de alcohol.*
11. *Medicamentos* (por ej., relajantes musculares, sedantes, anestésicos y analgésicos opioides). ARBNBs no afectan significativamente el IAH.
12. *Trastornos primarios* (por ej. hipotiroidismo no tratado [datos inconsistentes], acromegalia, terapia con andrógenos, amiloidosis, FCC, narcolepsia, trastornos neuromusculares, síndrome de ovario poliquístico y evento cerebrovascular).

Características clínicas comunes de AOS

1. Somnolencia diurna (queja más común).
   a. Severidad de SDE no se correlaciona con el IAH.
2. Déficit de atención y/o hiperactividad (en niños).
3. Cambios en el afecto (particularmente depresión resistente a tratamiento).
4. Deterioro en el desempeño en el trabajo o escuela.
5. Sensación de boca o garganta seca al despertar.
6. Fatiga.
7. Reflujo gastroesofágico.
8. Deterioro cognitivo (memoria y concentración).
9. Insomnio.
10. Cefaleas matutinas.
11. Diaforesis nocturna.
12. Nocturia.
13. Sueño o siestas no reparadoras o

reconfortantes.
14. Despertares repetidos con falta de aire o ahogamiento.
15. Ronquido.
16. Apneas presenciadas.

Hallazgos físicos comunes en personas con AOS
1. Espacio faríngeo posterior lleno.
2. Malaoclusión dental.
3. Amígdalas y adenoides grandes; pilares amigdalinos prominentes (especialmente entre los niños).
4. Peso corporal excesivo (IMC > 25).
5. Paladar duro alto y estrecho.
6. Circunferencia del cuello grande.
7. Úvula grande.
8. Paladar blando bajo.
9. Macroglosia.
10. Orofaringe estrecha (maxila y mandíbula).
11. Desviación del septum nasal o hipertrofia de turbinas.
12. Retro- o micrognatia.
Nota: El examen físico puede estar completamente sin nada especial.

Características asociadas comunes de AOS
1. Arritmias cardíacas.
2. Falla cardíaca congestiva.
3. Resistencia a la insulina.
4. Enfermedad cardíaca isquémica.
5. Convulsiones nocturnas.
6. Parasomnias (por e.j., despertares confusos y trastorno del comer relacionado con el sueño).
7. Hipertensión pulmonar y cor pulmonale (en AOS severa).
8. Bruxismo durante el sueño.
9. Hipertensión sistémica.

Consecuencias de AOS no tratada
1. ↑ Mortalidad (entre los adultos jóvenes y de edad media).
2. ↑ accidentes al conducir y relacionados con el trabajo (especialmente en personas somnolientas).
3. Impacto negativo en el desempeño escolar y laboral.
4. ↓ SaO_2 y PaO_2, y ↑ $PaCO_2$ durante el sueño.
5. ↑ Presión arterial sistémica y pulmonar. ↓ gasto VI y VD. ↑ RVP.
6. Efectos neurocognitivos y siquiátricos:

a. Depresión y ansiedad. Humor "irritable".
b. ↓ QOL.
c. ↓ Alerta y de la vigilancia.
d. Deterioro del desempeño neurocognitivo (funciones ejecutivas, aprendizaje y memoria).
7. Alteración del sueño. SDE y/o insomnio. La extensión de la fragmentación del sueño, más que el IAH, se correlaciona mejor con la severidad de la SDE.
8. Efectos cardiovasculares:
a. Hipertensión sistémica (independiente de la obesidad).
   i. Cada evento de apnea adicional por hora de sueño incrementa la probabilidad de hipertensión en cerca de 1%.
   ii. Cada disminución del 10% en la SaO_2 nocturna incrementa la probabilidad de hipertensión en 13%.
   iii. Falla de la PA sistémica en caer durante el sueño ("no-descenso").
   iv. Prevalencia de AOS está aumentada en personas con hipertensión resistente a medicamentos.
   v. Tratamiento de AOS puede disminuir la PA y mejorar el control de la hipertensión.
b. Hipertensión pulmonar y cor pulmonale.
   i. Grado de desaturación de O_2 puede ser predictor del desarrollo de hipertensión pulmonar.
   ii. ↑ probabilidad en personas con hipoxemia e hipercapnia diurnas, obesidad mórbida, o EPOC subyacente.
   iii. Grado de hipertensión pulmonar es generalmente leve y menor que en la hipertensión pulmonar primaria.
   iv. La terapia con PAP puede mejorar la hipertensión pulmonar relacionada con AOS.
c. Enfermedad arterial coronaria.

d. Falla cardíaca congestiva.
   i. ↑ Prevalencia de AOS en personas con FCC. La AOS, puede, a su vez, empeorar la función cardíaca.
e. Arritmias cardíacas.
   i. Arritmia sinusal [la más común].
   ii. Otras arritmias: Bloqueo atrioventricular, bradicardia, contracciones ventriculares prematuras, pausa sinusal y taquicardia ventricular.
   iii. ↑ probabilidad de recurrencia de la fibrilación atrial después de cardioversión exitosa en AOS no tratada.
f. Enfermedad cerebrovascular.
   i. ↑ Riesgo de eventos cerebrovasculares en personas con AOS.
   ii. ↑ Riesgo de AOS posterior a eventos cerebrovasculares.

9. Consecuencias misceláneas:
   a. Disfunción eréctil.
   b. Reflujo gastroesofágico.
   c. Resistencia a la insulina.
   d. Nocturia.
   e. ↑ utilización de los servicios de salud.

Causas de deterioro neurocognitivo en AOS
1. Fragmentación del sueño.
2. Hipoxemia relacionada con el sueño llevando a lesión neuronal.

Evaluación de AOS
1. Historia clínica.
2. Examen físico.
3. Estudio de laboratorio.
   a. Tamizaje rutinario para hipotiroidismo no se indica a menos de que otras características clínicas sugestivas estén presentes.
4. La PSG se requiere para el diagnóstico de AOS. Ninguna característica clínica o física es suficientemente sensible o específica para AOS. El estándar actual de práctica es un estudio en el laboratorio asistido con titulación asistida por técnico usando bien sea, protocolo de noche completa (con estudios separados diagnóstico y de titulación de PAP) o protocolo de estudio de noche partida-dividida (que consiste de una porción inicial diagnóstica y una porción subsecuente de titulación de PAP en la misma noche).
   a. Características PSG : ↑ WASO, ↑ N1, ↑ N2, ↓ N3 y ↓ R.
   b. Eventos respiratorios son generalmente más frecuentes, de mayor duración, y están asociados con desaturación de O_2 más profunda durante el sueño MOR comparado con el sueño No MOR.
   c. Respiración paradójica (movimiento "fuera de fase" de la caja torácica y el abdomen).
   d. Oscilaciones de presión inspiratoria y espiratoria grandes durante la manometría esofágica.
   e. ↑Tiempo de tránsito de pulso (TTP; tiempo que toma la onda de presión de pulso arterial en viajar desde la válvula aórtica a la periferia) durante la caída inspiratoria de la PA relacionada con AOS. ↓ TTP durante el aumento de la PA relacionada con el despertar.
5. El *TLMS* está indicado si la SDE persiste a pesar de terapia con PAP óptima.
6. *Estudios imagenológicos de la VA* (vistas laterales cefalométricas, TAC o RMN de la VA) pueden considerarse para pacientes con síndromes cráneofaciales, especialmente previos a terapia quirúrgica.

Efecto del sueño MOR sobre AOS (comparado con el sueño No MOR)
1. ↓ actividad de los músculos dilatadores de la VA.
2. ↓ volúmenes pulmonares.
3. ↓ Impulso ventilatorio hipóxico e hipercápnico.
4. ↑ Duración de los eventos de apnea-hipopneas.
5. ↑ desaturación de O_2 relacionada con las apneas-hipopneas.

Terapia de la AOS
1. Medidas generales.
2. Terapia de presión positiva de la vía aérea.
3. Dispositivos orales.
4. Cirugía de la VA.

Medidas generales
1. Evitar el alcohol, BZ, opioides y relajantes musculares que pueden disminuir la actividad muscular de la VA.
2. Evitar el consumo de cigarrillo.
3. Higiene de sueño. Evitar la DS.
4. Consejería de seguridad (por e.j., evitar conducir cuando se está somnoliento).
5. Manejo de peso óptimo. Ejercicio regular.
6. Terapia posicional: Evitar la posición supino en las personas en quienes los eventos ocurren exclusiva o predominantemente durante la posición supino en el sueño y en quienes la PSG demuestra un IAH normal en la posición prono o lateral. Requiere seguimiento regular.
7. Terapia con O_2 (no está indicada como terapia única para la AOS). Puede ser considerada para personas con hipoxemia nocturna significativa que no se controla con la terapia con PAP sola.
8. Dilatadores nasales no son suficientemente efectivos cuando se utilizan solos para el tratamiento de la AOS.
9. Tratamiento farmacológico.
   a. Corticosteroides tópicos nasales pueden ser útiles en conjunto con terapia primaria para AOS en personas con rinitis concomitante.
   b. Reemplazo de hormona tiroidea para estados hipotiroideos. La restauración del estado eutiroideo no acaba completamente las apneas e hipopneas en todas las personas hipotiroideas con AOS. Angina puede presentarse en personas con enfermedad isquémica cardíaca y AOS no tratada durante la terapia de reemplazo hormonal.
   c. Terapia de reemplazo hormonal para mujeres pos-menopáusicas (datos de eficacia contradictorios).
   d. Modafinil y armodafinil se recomiendan para el tratamiento de la SDE residual en personas con terapia PAP efectiva y sin otra causa conocida para la SDE.

Terapia de presión positiva de la vía aérea
1. Tratamiento de elección para la mayoría de personas con AOS.
2. Mecanismo de acción:
   a. Funciona como una tablilla neumática que mantiene la patencia de la VA. PAP incrementa la presión de la VA intraluminal por encima de la P_{CRIT}.
   b. Presiones mayores pueden requerirse para controlar eventos respiratorios

durante el sueño MOR y en posición supino.

Indicaciones para terapia PAP
1. IAH de ≥ 15 eventos por hora; o
2. IAH de ≥ 5 y ≤ 14 eventos por hora más quejas de SDE, deterioro cognitivo, trastorno del afecto o insomnio, o HTA documentada o EAC o historia de evento cerebrovascular.
3. Nota: IAH debe basarse en sueño de ≥ 2 horas de registro PSG.

Modalidades de presión positiva de la vía aérea
1. *Presión continua positiva en la vía aérea* (CPAP): Una presión constante única se provee a través del ciclo respiratorio.
2. *CPAP con tecnología de alivio de la presión espiratoria* (Cflex): Una presión única se provee pero permite una reducción transitoria en la presión durante la espiración y un retorno subsecuente de la presión a la línea de base antes de la iniciación de la próxima inspiración.
3. *Presión positiva binivel en la vía aérea* (BPAP): Dos niveles de presión se proveen durante el ciclo respiratorio, llamado un nivel mayor durante la inspiración (presión inspiratoria positiva en la vía aérea [IPAP]) y una presión inferior durante la espiración (presión espiratoria positiva en la vía aérea [EPAP]).
4. *Presión positiva en la vía aérea autotitulable* (APAP): Presiones variables se proveen utilizando algoritmos diagnósticos y terapéuticos específicos en un dispositivo. Automáticamente y continuamente se ajusta la PAP entregada para mantener la patencia de la VA.
5. *Ventilación servoadaptable*: Presión de soporte (diferencia entre EPAP e IPAP) se incrementa durante la hipoventilación y disminuye durante la hiperventilación.
6. *Ventilación de presión positiva no invasiva nocturna:* Dos niveles de presión se proveen a un ritmo ajustado para asistir la ventilación.

Métodos para determinar la presión óptima de CPAP
1. PSG de noche completa, en el laboratorio, asistido (método preferido).
2. PSG de noche partida-dividida.

3. Titulación de APAP (datos mínimos acerca de su eficacia).

Criterios para estudio de sueño de noche partida-dividida
1. PSG de noche partida-dividida consta de una porción inicial diagnóstica seguida de titulación de CPAP durante la misma noche del estudio.
2. Requerimientos:
   a. ≥ 2 horas de tiempo registrado de sueño durante la porción inicial diagnóstica del estudio.
   b. IAH > 40, o 20-40 si se acompaña de desaturación de O_2 significativa durante la porción diagnóstica del estudio.
   c. ≥ 3 horas disponibles para titulación adecuada de CPAP y documentación de sueño MOR durante posición supino.

Efectos benéficos de la terapia PAP para AOS
1. ↓ Mortalidad (reversión del incremento en mortalidad asociado con AOS).
2. ↓ Somnolencia (subjetiva y objetiva).
3. ↑ calidad de sueño (inconsistente). ↓ Frecuencia de despertares.
4. ↓ Ronquido. ↓IAH. ↑ SaO_2.
5. ↑ QOL (datos no concluyentes).
6. ↑ función neurocognitiva (datos no concluyentes). ↑ afecto (datos no concluyentes).
7. Mejoría en el desempeño de la dirección en el simulador de conducción.
8. Mejoría del control de PA (mayor mejoría vista en personas adherentes al CPAP con hipertensión más severa).
9. Mejoría en la función cardíaca (FEVI) en personas con FCC.
10. ↓ Nocturia.
11. ↓ utilización de los servicios de salud (reclamaciones médicas y estancia hospitalaria).

Consecuencias adversas de la terapia con PAP en AOS
1. Aerofagia y distensión gástrica.
2. Despertares.
3. Barotrauma (por e.j., neumotórax, neumomediastino y neumocéfalo): eventos raros.
4. Malestar torácico y sensación de apretamiento.

5. Claustrofobia.
6. Irritación ocular (conjuntivitis).
7. Irritación de la piel facial, rash o abrasión.
8. Fugas en la máscara y boca.
9. Congestión nasal, sequedad, epistaxis o rinorrea.
10. Ruido del equipo.
11. Sensación de sofocación o dificultad con la exhalación.
12. Malestar o dolor en senos paranasales.

Adherencia a la terapia PAP
1. Uso del PAP debe ser monitoreado objetivamente.
2. Adherencia objetiva (uso durante > 4 horas por la noche en el 70% de las noches) varía entre 50-80%. Uso nocturno promedio: 5 horas.
3. Patrones de adherencia a la terapia con PAP pueden a menudo ser percibidos en los primeros días del inicio de la terapia.
4. Los pacientes comúnmente sobreestiman su utilización del PAP. Verdaderamente.
5. Uso del PAP no se afecta por el nivel de PAP prescrito.
6. Lo siguiente no ha demostrado que mejore consistentemente la adherencia al PAP: (a) BPAP, (b) Cflex, (c) mecanismo de rampa, y (d) cambio de una máscara nasal problemática o de pobre ajuste después de haber iniciado la terapia.

Razones comunes para la no adherencia a la terapia PAP
1. Dificultad con la exhalación contra presiones espiratorias altas: considere Cflex o terapia BPAP.
2. Presiones excesivamente altas: considere ensayo de APAP, terapia BPAP, o terapia adjunta con posición corporal o dispositivos orales.
3. Distensión gástrica debida a aerofagia: considere terapia BPAP.

Aproximaciones efectivas para mejorar la adherencia al PAP
1. Educación al paciente.
2. Humidificación térmica.

Factores que predicen la necesidad de humidificación térmica durante la terapia PAP
1. Edad > 60 años.
2. Uso de medicamentos "secantes".
3. Presencia de enfermedad crónica de la mucosa nasal.

4. UPFP previa.

Indicaciones posibles de la terapia BPAP para AOS
1. Quejas de dificultad al respirar contra altas presiones del CPAP.
2. Distensión gástrica debida a aerofagia.
3. Enfermedad concurrente pulmonar obstructiva o restrictiva.
4. Síndrome de hipoventilación concurrente con desaturación persistente de O_2 a pesar de terapia con PAP.

Indicaciones posibles para APAP para AOS
1. Titulación de APAP: para identificar una presión única fija para el tratamiento subsecuente con un equipo de CPAP convencional. Equipos de APAP no se recomiendan para titulación de PAP en noche partida-dividida. Los no roncadores no deben ser titulados con equipos APAP que utilizan algoritmos diagnósticos que dependen solamente de la vibración o producción de sonido.
2. Tratamiento con APAP: Usado en modo autoajustable para terapia nocturna de AOS.
3. Contraindicaciones:
   a. FCC.
   b. Enfermedad respiratoria significativa (por e.j., EPOC).
   c. Hipoxemia diurna y falla respiratoria.
   d. Desaturación nocturna no relacionada con AOS (por e.j., SHO).
4. Comparado con la titulación de CPAP convencional en el laboratorio, la titulación con APAP se asocia con diferencias no significativas en:
   a. Reducciones en el IAH e índices de despertares.
   b. Cambios en la arquitectura del sueño.
   c. SaO_2.
   d. Aceptación subsecuente del CPAP.
5. Comparado con el CPAP convencional, APAP se asocia con:
   a. Presiones medias de la vía aérea menores.
   b. Pico de presión potencialmente mayor en la vía aérea (en presencia de fugas orales o de la máscara).
   c. Adherencia objetiva similar.
   d. Eficacia similar (eliminación de eventos respiratorios y mejoría en la SDE).
6. Desenlaces publicados con respecto a un modelo APAP de un fabricante específico

pueden no necesariamente ser aplicables a otros sistemas.
7. El ajuste de máscara adecuado es crucial previo al uso no asistido del APAP.

Ventilación positiva no invasiva
1. Puede ser considerada para la hipoventilación persistente relacionada con el sueño y la retención de CO_2 que persiste a pesar de terapia PAP y oxígeno suplementario.

Dispositivos orales para AOS
1. Indicaciones:
   a. Ronquido.
   b. AOS leve a moderada.
   c. AOS severa (en algunos).
2. Tipos:
   a. Reposicionadores mandibulares: Desplaza la mandíbula y la lengua anteriormente.
      i. Los dispositivos orales más comúnmente utilizados.
   b. Dispositivos retenedores de la lengua: Aseguran la punta de la lengua en una ampolleta suave localizada anterior a los dientes para mantener la lengua en una posición anterior.
      i. Preferido para personas edéntulas o en aquellas con dentadura comprometida.
3. Beneficios de los dispositivos orales para AOS:
   a. $\uparrow SaO_2$.
   b. $\downarrow$ SDE.
   c. $\downarrow$ IAH.
   d. $\uparrow$ QOL.
   e. $\downarrow$ PA (menos efectiva que la terapia PAP).
4. Eficacia reportada entre 40-80%. Adherencia cercana a 50-80%.
5. Contraindicaciones:
   a. Inhabilidad para respirar nasalmente.
   b. Apnea del sueño que es primariamente central por naturaleza.
   c. En niños en crecimiento.
   d. Dentadura inadecuada o comprometida (para reposicionadores mandibulares).
   e. Disfunción de la ATM significativa (para

reposicionadores mandibulares).
6. Complicaciones:
   a. Sensación de boca seca.
   b. Salivación excesiva.
   c. Odontalgia.
   d. Movimientos dentales no deseables (para reposicionadores mandibulares).
   e. Dolor de la mandíbula o de la ATM.
7. Nota:
   a. Se recomienda PSG de seguimiento después de que un ajuste óptimo se ha alcanzado para asegurar la eficacia terapéutica así como evaluaciones periódicas por el odontólogo y el somnólogo.

Cirugía de vía aérea superior para AOS
1. General:
   a. Indicada primariamente para personas con anormalidades cráneofaciales definitivas o anormalidades de la VA responsables de la AOS.
   b. Se recomienda PSG posterior a la cirugía de VA para determinar su eficacia terapéutica. Se requiere seguimiento a largo plazo.
2. Tipos de cirugía:
   a. *Tonsilectomía y adenoidectomía:*
      i. Particularmente efectivo en la AOS en la infancia debida a hipertrofia adenoamigdalina.
   b. *Para incrementar las dimensiones de la vía aérea nasal:*
      i. Cirugías nasales: Septoplastia, remoción de pólipos y turbinectomía.
   c. *Para incrementar las dimensiones del espacio aéreo retropalatino:*
      i. Uvulopalatofaringoplastia (UPFP): Excisión de úvula, porción posterior del paladar blando, tejido faríngeo redundante y amígdalas, y recorte de los pilares amigdalinos. Nota: Uso subsecuente del CPAP nasal puede estar comprometido por la UPFP con un incremento de las fugas orales.
   d. *Para incrementar las dimensiones de la vía aérea retrolingual:*
      i. Glosectomía y plastia lingual de la línea media con láser.
      ii. Reducción de la base lingual con hioepiglotoplastia.
      iii. Avance genioglosal.
      iv. Miotomía y suspensión del hioides.
      v. Avance mandibular.
   e. *Para incrementar las dimensiones de la vía aérea retrolingual, retropalatina y transpalatina:*
      i. Uvulopalatofaringoglosoplastia.
      ii. Avance maxilo-mandibular.
   f. *Para eludir la vía aérea superior:*
      i. Traqueotomía: Apertura traqueal percutánea. Indicada para AOS severa que amenaza la vida y que no responde a otros tipos de terapia. Es el único procedimiento quirúrgico que es consistentemente efectivo como procedimiento único para AOS.
3. Procedimientos quirúrgicos más efectivos para AOS:
   a. Traqueotomía.
   b. Cirugía bariátrica para manejo del peso.
   c. Avance maxilo-mandibular.

Manejo de la somnolencia excesiva residual a pesar de terapia PAP
1. Asegurar la presión óptima de PAP y adherencia.
2. Distinguir SDE de fatiga.
3. Identificar y manejar otros trastornos que puedan generar SDE (por ej., sueño insuficiente, narcolepsia o trastornos del afecto).
4. Eliminar (si es posible) uso de medicamentos sedantes.
5. Modafinil o armodafinil pueden considerarse como terapia adyuvante para mejorar el estado de alerta y vigilia. Ningún medicamento revierte el impacto negativo de AOS sobre la morbilidad cardiovascular. No se deben utilizar para reemplazar la terapia PAP para AOS.

Síndrome de resistencia aumentada de la vía aérea superior
1. Episodios repetitivos relacionados con el sueño de flujo de aire inspiratorio disminuido

debido al incremento en la resistencia de la VA, y acompañado por incremento o esfuerzo respiratorio constante y despertares durante el sueño (por ej., RERAs).

2. Género: M = F.
3. Consecuencias incluyen la fragmentación del sueño, insomnio, SDE, y fatiga. Puede contribuir con el riesgo de hipertensión sistémica o hipotensión. Otras características clínicas incluyen cefaleas, mialgias, historia de desvanecimientos, síndrome de colon irritable y MPES.
4. Advertencias diagnósticas:
   a. SRAVAS debe ser excluido en personas con SDE inexplicada o hipersomnio presuntivamente idiopático.
   b. Las personas pueden tener hallazgos sutiles al examen físico, tales como, extremidades frías e hipotensión postural durante la prueba de la mesa basculante.
5. Características PSG: ↑ WASO y ↓ N3. Se puede presentar intrusión alfa y bruxismo.
   a. IAH < 5. Los eventos respiratorios no se asocian con desaturación de O_2. El ronquido puede estar ausente. Presencia de despertares EEG posteriores a disminución en el flujo de aire e incremento en el esfuerzo respiratorio.
   b. Monitoreo de presión esofágica (Estándar de referencia): excursiones de presión esofágica [Pes] negativas e incrementadas precediendo los despertares, seguidos por excursiones de Pes menos negativas a medida que el flujo de aire aumenta durante los despertares.
   c. Otros métodos diagnósticos: Monitoreo de presión nasal (aplanamiento inspiratorio seguido de un contorno redondeado durante los despertares).
6. Terapia: PAP, dispositivos orales o cirugía de VA.

Apnea central del sueño

Generalidades
1. Cese repetitivo del flujo de aire durante el sueño debido a reducción o pérdida del esfuerzo ventilatorio.
2. Puede generar fragmentación del sueño, insomnio o SDE. Personas con ACS pueden ser asintomáticas.
3. La PSG es necesaria para el diagnóstico de ACS.

Características PSG
1. Cese de la respiración y el esfuerzo ventilatorio que dura ≥ 10 segundos.
2. Los eventos respiratorios son más comunes durante el inicio del sueño y en sueño N1/N2.
3. PRI o evaluación de la presión: Ausencia de movimiento torácico y abdominal.
4. EMG diafragmático: No actividad de los músculos respiratorios.
5. Monitoreo de la presión esofágica: No cambios en presión.
6. Monitoreo de presión nasal: Perfil redondeado.
7. Oximetría: Generalmente desaturación de O_2 más leve que en AOS.
8. Ronquido puede ocurrir pero es menos prominente que en AOS.
9. Criterios diagnósticos:
   a. ≥ 5 apneas centrales por hora de sueño.

Clasificación de ACS basada en el nivel de ventilación
1. Hipercápnica:
   a. Hipoventilación durante el sueño (alto $PaCO_2$ en el sueño).
   b. A menudo asociado con hipoventilación diurna (alto $PaCO_2$ en vigilia).
   c. $\downarrow$ respuesta ventilatoria a la hipercapnia.
   d. Etiología:
      i. Hipoventilación alveolar central.
      ii. Trastornos neuromusculares.
      iii. Uso crónico de opioides de larga acción.
2. No-hipercápnica:
   a. No asociado con hipoventilación diurna (normal o $PaCO_2$ baja en vigilia).
   b. $\uparrow$ respuesta ventilatoria a la hipercapnia.
   c. A medida que los niveles de $PaCO_2$ se incrementan durante el sueño, los despertares breves desencadenan un exceso hiperventilatorio que disminuye la $PaCO_2$ por debajo del umbral apneíco y lleva a producir apneas centrales.
   d. Etiología:
      i. ACS idiopática.
      ii. ACS del inicio del sueño o posdespertar.
      iii. ACS debida a FCC.
      iv. Respiración periódica de elevada altitud.
      v. Apnea compleja del sueño.

Clasificación de ACS basada en la etiología
1. Primaria (idiopática).
2. Secundaria a otros trastornos médicos (más común que la forma primaria).
   a. Trastornos cardíacos, renales y neurológicos (por e j., FCC, falla renal, lesiones del tallo cerebral, trauma craneoencefálico, trastornos

neuromusculares, evento cerebrovascular y disfunción autonómica).
b. Uso crónico de opioides de larga acción.

Apnea central del sueño primaria
1. Etiología desconocida.
2. Condición rara. Género: M > F. Prevalencia mayor en adultos de edad media y mayores.

Respiración de Cheyne Stokes
1. Respiración periódica con episodios recurrentes de ventilación crescendo-decrescendo separados por apneas centrales o hipopneas. Apneas centrales son poshiperventilatorias por naturaleza.
2. Presentes durante el sueño No MOR, y mejoran o resuelven durante el sueño MOR.
3. Género: M > F. Generalmente afecta a adultos mayores de > 60 años de edad. Prevalencia de 25-40% en FCC, y 10% en evento cerebrovascular. Con FCC, los factores de riesgo incluyen género masculino, edad > 60 años, fibrilación atrial e hipocapnia.
4. Fisiopatología:
   a. Tiempo prolongado de circulación pulmón a quemoreceptor (en algunos). Duración del ciclo está relacionada inversamente con el gasto cardíaco y directamente al tiempo de circulación.
   b. Niveles menores de $PaCO_2$ diurnos y relacionados con el sueño (< 45 mm Hg).
   c. ↑ impulso respiratorio hipercápnico.

Respiración periódica de elevada altitud
1. Ciclos de apnea central e hiperpnea se desarrollan a medida que se asciende a elevada altitud (usualmente > 4.000-7.600 metros).
2. Factores de riesgo incluyen (a) impulso ventilatorio hipóxico mayor, (b) elevación mayor, (c) velocidad más rápida de ascenso, y (d) género masculino.
3. Ocurre primariamente durante el sueño No MOR. La respiración se hace más regular durante el sueño MOR.
4. Se desarrolla debido a la hiperventilación inducida por hipoxia que resulta en alcalosis hipocápnica y apneas centrales. Mecanismo: Hiperventilación inducida por hipoxia ⇒ alcalosis hipocápnica (baja

$PaCO_2$) ⇒ ACS durante el sueño ⇒ aumento de $PaCO_2$ ⇒ reanudación de la ventilación ⇒ exceso ventilatorio ⇒ $PaCO_2$ cae por debajo del umbral apneíco ⇒ ACS.
5. Características PSG:
   a. ↑ WASO, ↑ N1, ↑ N2 y ↓ N3.
   b. Períodos cíclicos de apneas centrales e hiperpneas (duración del ciclo de 12-34 segundos). Apnea central dura ≥ 10 segundos, y está asociada con desaturación de O_2.
   c. > 5 ACs por hora de sueño.

Apnea central del sueño debida a uso de medicamentos
1. Depresión del impulso respiratorio hipercápnico, con apneas centrales, respiración periódica, respiración de Biot o hipoventilación, relacionada al uso crónico (≥ 2 meses) de opioides de larga acción (por ej., metadona).

Apnea central del sueño debido a falla cardíaca congestiva
1. ACS, RCS y AOS puede desarrollarse en personas con FCC.
2. ACS está presente en cerca de 50% de personas con FCC. Prevalencia y severidad se correlacionan con la función del VI.
3. ↑ Mortalidad en FCC con RCS que en aquellos sin RCS.

Apneas centrales al inicio del sueño
1. Apneas centrales se pueden desarrollar si la $PaCO_2$ (mayor durante el sueño y menor durante la vigilia) fluctúa por encima o por debajo del umbral de apnea.
2. Generalmente transitoria, y resuelve a medida que el sueño progresa.
3. Apneas centrales repetitivas al inicio del sueño generan insomnio de conciliación.

Apnea central del sueño durante la titulación de PAP
1. También conocida como apnea compleja del sueño.
2. Desarrollo de ACS o RCS durante la aplicación aguda de CPAP en personas con apneas predominantemente obstructivas o mixtas durante el estudio inicial diagnóstico.
3. Se estima que ocurren en 15% de las personas con AOS tituladas con CPAP.

Terapia de la apnea central del sueño
1. Tratamiento de causas subyacentes (por

ej. , FCC).

2. Evitar depresores respiratorios (por ej., BZ o narcóticos opioides) en ACS hipercápnica.

3. Terapia con O_2 puede beneficiar a algunas personas con ACS no hipercápnica (por ej., RCS). Indicada para la respiración periódica de elevada altitud. Puede resultar en empeoramiento de la hipercapnia en personas con ACS hipercápnica.

4. CO_2 inhalado o adición de espacio muerto (indicaciones no están bien establecidas).

5. Terapia farmacológica:
   a. Acetazolamida: Para respiración periódica de elevada altitud.
   b. Teofilina: para ACS o RCS relacionada con FCC, y para ACS relacionada con inmadurez en recién nacidos.
   c. Medroxiprogesterona: Para SHO.
   d. Agentes hipnóticos: para apneas centrales al inicio del sueño.

6. Terapia con presión positiva de la vía aérea:
   a. CPAP o BPAP para ACS o RCS debido a FCC (puede mejorar la función cardíaca pero puede no tener beneficios sobre mortalidad; monitorizar eficacia de terapia estrechamente).
   b. VSA para apnea compleja de sueño.

7. Ventilación nocturna no invasiva: para personas con ACS hipercápnica.

Síndromes de hipoventilación

Características generales
1. Desaturación de O_2 relacionada con el sueño.
2. $PaCO_2$ elevado durante el sueño:
   a. $PaCO_2 > 45$ mm Hg, o
   b. $PaCO_2 < 45$ mm Hg pero que está anormalmente elevado relativo a los niveles en vigilia.
3. GA en vigilia pueden estar normales o anormales.
4. Fisiopatología:
   a. ↓ ventilación minuto.
   b. ↓ VC.
   c. Relaciones V/Q anormales.
   d. Reducciones en quimiosensibilidad ventilatoria y en la respuesta a la carga respiratoria relacionadas con el sueño.
5. Características PSG:
   a. ↑ LIS, ↓ ES, ↑ WASO, ↓ N3 y ↓ R.
   b. SaO_2 durante sueño < 90% por > 5 minutos con un nadir ≥ 85%.
   c. > 30% de TTS con $SaO_2 < 90\%$.
   d. ↑ $PaCO_2$.
6. Terapia:
   a. Tratamiento del o los trastornos subyacentes.
   b. Asistencia ventilatoria durante el sueño.

Trastornos médicos y neurológicos que causan hipoventilación alveolar
1. Trastornos respiratorios.
   a. Enfermedad pulmonar intersticial.
   b. Hipertensión pulmonar.
   c. Obstrucción de las vías aéreas inferiores (bronquiectasias o EPOC): Riesgo de hipoxemia nocturna se incrementa en (a) $VEF_1/CVF < 60\%$, (b) ↓ SaO_2 en vigilia, y (c) AOS comórbida [síndrome de sobreposición].
   d. Trastornos de la pared torácica (cifoescoliosis).
2. Trastornos neurológicos.
   a. Esclerosis lateral amiotrófica.
   b. Parálisis diafragmática.
   c. Distrofia muscular.
   d. Miastenia gravis.
   e. Miopatía.
   f. Síndrome pospolio.
   g. Lesión de médula espinal.
   h. Evento cerebrovascular (que involucre el tallo cerebral).

Hipoventilación alveolar idiopática
1. No trastorno respiratorio, ni de pared torácica o neuromuscular. Mecanismos respiratorios normales.
2. Debido a ↓ de la quimiorespuesta al CO_2.
3. Hipoventilación más pronunciada durante el sueño MOR.
4. Género: M > F. Inicio durante la adolescencia o adultez temprana.

Síndrome de hipoventilación alveolar central congénita
1. Falla del control automático de la respiración.
   a. Hipoxemia e hipercapnia.
   b. ↓ Respuesta de los quimiorreceptores centrales y periféricos al O_2 y CO_2.
2. Inicio de hipoventilación usualmente en la infancia. Puede presentarse como falla respiratoria, cianosis, EAAV o cor pulmonale.
3. Hipoventilación es peor durante el sueño que en la vigilia. Más severo durante el sueño N3 que en el sueño MOR.
4. Características asociadas:
   a. Disfunción autonómica (por ej., ↓ variabilidad de la FC o ↓ PA).
   b. Enfermedad de Hirschsprung (en 16% de pacientes).
   c. Tumores de la cresta neural (por ej., ganglioneuromas o ganglioneuroblastomas).
   d. Anormalidades oculares (por ej., estrabismo).
   e. Disfunción de la deglución.
5. Condición rara. Género: M = F.
6. Muchos casos involucran mutaciones de novo del gen PHOX2B. Autosómico dominante con penetrancia incompleta.

Inicio de trastornos del sueño a lo largo de los años

En esta sección
Infancia
Niñez
Adolescencia
Adultez joven
Adultez media y mayor

Infancia
1. Mioclonía benigna del sueño de la infancia.
2. Síndrome de hipoventilación alveolar central congénita.
3. Apnea primaria del sueño de la infancia.

Niñez
1. Despertares confusos.
2. Insomnio idiopático.
3. Trastorno de ajuste de límites del sueño.
4. Pesadillas.
5. Apnea obstructiva del sueño (pediátrico).
6. Enuresis.
7. Trastorno de asociación al inicio del sueño.
8. Bruxismo relacionado con el sueño.
9. Trastorno de movimiento rítmico relacionado con el sueño.
10. Hablar dormido.
11. Terrores del sueño.
12. Sonambulismo.

Adolescencia
1. Síndrome de sueño insuficiente inducido comportamentalmente.
2. Trastorno de fase retardada del sueño.
3. Hipersomnio idiopático.
4. Higiene inadecuada del sueño.
5. Narcolepsia.
6. Hipersomnio recurrente.
7. Parálisis aislada del sueño recurrente.
8. Alucinaciones relacionadas con el sueño.

9. Hipoventilación alveolar no obstructiva idiopática relacionada con el sueño.

Adultez joven
1. Catatrenia.
2. Mioclonía fragmentaria excesiva.
3. Hipersomnio idiopático.
4. Narcolepsia.
5. Insomnio paradójico.
6. Mioclonía propioespinal al inicio del sueño.
7. Insomnio sicofisiológico.
8. Síndrome de piernas inquietas.
9. Trastorno del comer relacionado con el sueño.
10. Ronquido.

Adultez media y mayor
1. Trastorno de fase avanzada del sueño.
2. Activación muscular alternante de las piernas durante el sueño.
3. Patrón de respiración de Cheyne Stokes.
4. Síndrome de la cabeza explotando.
5. Insomnio familiar fatal.
6. Temblor hipnagógico del pié.
7. Apnea obstructiva del sueño (adulto).
8. Trastorno de movimiento periódico de extremidades.
9. Apnea central primaria del sueño.
10. Trastorno de comportamiento asociado al sueño MOR.
11. Calambres de las piernas relacionados con el sueño.

Los primeros años

Generalidades

1. Un niño no es un adulto pequeño. Hay diferencias significativas en la arquitectura del sueño y manifestaciones de los trastornos del sueño entre los niños y los adultos.
2. El sueño en el recién nacido es polifásico (por ej., ocurriendo repetitivamente y aleatoriamente a lo largo de las 24 horas del día). Sueño monofásico (ocurriendo una vez, generalmente en la noche) se desarrolla durante la niñez temprana (edades 3-5 años) cuando cesan las siestas.
3. Duración diaria del sueño disminuye de los infantes recién nacidos (70% de las 24 horas del día) a los adultos (25-35% de las 24 horas del día).

Arquitectura del sueño

1. En los 1os 6 meses de vida, el sueño se clasifica como sueño activo (equivalente al sueño MOR), sueño tranquilo (equivalente al sueño No MOR), sueño indeterminado, o sueño transicional. Clasificación de sueño en infantes mayores de 6 meses de edad es similar que la de los adultos (por ej., sueño No MOR o MOR).

2. Episodio de sueño inicial puede bien sea, ser sueño activo [MOR] (< 3 meses de edad) o sueño tranquilo [No MOR] (> 3-4 meses de edad).
3. Proporción de sueño No MOR-MOR es 50:50 en infantes comparado con 75:25 entre adolescentes y adultos.
4. Sueño N3 como porcentaje del TTS es el mayor durante la niñez temprana y declina con el paso de los años.
5. Porcentaje de sueño MOR también disminuye con el paso de los años, desde 50% del TTS (infantes) a 25% del TTS (adolescentes y adultos).
6. Duración del ciclo No MOR-MOR es ≈ 50-60 minutos durante la infancia y se incrementa a ≈ 90-120 minutos en adultos.
7. Neonatos (recién nacido-2 meses) se despiertan más probablemente del sueño activo que del sueño tranquilo.

Hitos del desarrollo en la arquitectura del sueño

1. Edad a la cual aparecen primero etapas específicas de sueño:
   a. Sueño activo: 28-30 semanas de gestación.
   b. Sueño tranquilo:

i. Rastro discontinuo: 32 semanas de gestación.
ii. Rastro alternante: 36 semanas de gestación.
2. Edad a la cual se desarrollan primero las características específicas EEG:
   a. Husos de sueño: 1 mes.
   b. Ondas delta: 3 meses.
   c. Complejos K: 6 meses.
3. Desarrollo de características EEG definidas que permiten diferenciación entre sueño N1, N2 y N3 ocurre a los 6 meses.

Etapas de sueño en los primeros 6 meses de edad
1. Sueño activo:
   a. Primera etapa de sueño comportamental en aparecer. Esta es la etapa predominante en el período de recién nacido.
   b. Características claves:
      i. Tics y sacudidas corporales y faciales.
      ii. Movimientos oculares rápidos.
      iii. Respiración irregular.
2. Sueño tranquilo:
   a. Se convierte en la etapa de sueño predominante a los 3 meses de edad.
   b. Características claves:
      i. Ninguno o mínimos movimientos corporales.
      ii. Respiración regular.
   c. Patrones EEG:
      i. Actividad de alto voltaje, ondas lentas.
      ii. Rastro alternante (alto voltaje, actividad lenta interrumpida por silencio eléctrico) presente en el recién nacido y desaparece al mes de edad.
3. Sueño intermedio:
   a. No satisface completamente los criterios bien sea de sueño activo o sueño tranquilo.
4. Sueño transicional:
   a. Ocurre en la transición entre sueño activo, tranquilo e intermedio.

Etapas del sueño después de los 6 meses de edad
1. Etapa No MOR 1:
   a. EEG: Actividad desincronizada (bajo voltaje, frecuencia mixta).
   b. EOG: Ausencia de movimientos oculares.
   c. EMG: Tono muscular bajo.

d. Otras características: Respiración y frecuencia cardíaca regulares. Puede verse respiración periódica.
2. Etapa No MOR 2:
   a. EEG: Actividad rítmica (por ej., husos de sueño y complejos K).
   b. EOG: Ausencia de movimientos oculares.
   c. EMG: Tono muscular bajo.
   d. Otras características : Respiración y frecuencia cardíaca regulares.
3. Etapa No MOR 3:
   a. EEG: Actividad de alto voltaje, frecuencia lenta (< 4 Hz).
   b. EOG: Ausencia de movimientos oculares.
   c. EMG: Tono muscular bajo.
   d. Otras características: Respiración y frecuencia cardíaca regulares.
4. Etapa MOR:
   a. EEG: Actividad desincronizada (bajo voltaje, frecuencia mixta).
   b. EOG: Movimientos oculares rápidos episódicos (durante sueño MOR fásico).
   c. EMG: Atonía muscular.
   d. Otras características : Respiración y frecuencia cardíaca irregulares.

Hitos del desarrollo en los patrones del sueño
1. Hay una gran variabilidad individual en las edades durante las cuales los hitos del desarrollo en los patrones del sueño ocurren. Por lo tanto, un comportamiento específico del sueño en un niño puede ser considerado "normal para la edad" o problemático" dependiendo de la madurez fisiológica, las percepciones culturales y las expectativas de los padres.
2. Mayor frecuencia de despertares entre los infantes alimentados con lactancia materna comparados con los alimentados con biberón.
3. Edad a la cual comportamientos específicos relacionados con el sueño comúnmente se desarrollan primero:
   a. El período de sueño más largo que ocurre en la noche: 6 semanas.
   b. Consolidación del sueño nocturno (habilidad para dormir a lo largo de toda la noche): 6-9 meses.
   c. Cese de las siestas diurnas: 3-5 años.

Horas agregadas de sueño por día
1. TTS gradualmente disminuye a lo largo de

la niñez.
   a. Neonatos (recién nacido-2 meses): 16-19.
   b. Infantes (2-12 meses): 12-16.
   c. Niños pequeños (1-3 años): 11-12.
   d. Preescolares (3-5 años): 10-12.
   e. Pre-adolescentes (5-14 años): 8-11.
   f. Adolescentes (14-18 años): 7-9.

Ritmos circadianos y homeostasis del sueño

1. El NSQ es funcional *in útero*.
2. Ritmos irregulares sueño-vigilia están presentes inmediatamente después del nacimiento. Ritmos regulares de sueño-vigilia se desarrollan a los 2-4 meses de edad.
3. Preferencia de la fase de sueño circadiana endógena (por ej., anochecer vs amanecer) primero se desarrolla entre los 6-12 años de edad.
4. Desarrollo de la fase de sueño retardado entre 12-18 años.
5. Marcador de la presión homeostática de sueño es diferente para infantes (actividad theta [4-7 Hz]) comparada con adultos (actividad delta [<4 Hz]).

Causas de insomnio en niños

1. Trastorno de ajuste al sueño (por ej. estrés agudo o cambio en el ambiente de la habitación).
2. Resistencia a la hora de acostarse: Generalmente comienza con el desarrollo de la autonomía e independencia, a la edad de los niños pequeños.
3. Cólico: Episodios sostenidos de llanto (> 3 horas), irritabilidad o quisquilloso, sin razón aparente. Generalmente comienza a las 3 semanas de edad. Usualmente desaparecen a los 3-4 meses de edad.
4. Alergia alimenticia.
5. Trastorno de ajuste de límites del sueño: Rechazo repetitivo del niño para ir a dormir a una hora apropiada debido a reforzamiento inadecuado de la hora de dormir por el cuidador.
6. Temores nocturnos (por ej., temor a estar sólo en la oscuridad).
7. Insomnio sicofisiológico: Asociaciones aprendidas que previenen el sueño y despertar condicionado.
8. Ansiedad de separación.
9. Trastorno de asociación al inicio del sueño: Inhabilidad para quedarse dormido, o volverse a dormir después de un despertar, sin la presencia de objetos deseados, pero inapropiados o de la intervención de los padres.

Despertares nocturnos

1. Despertares ocurren normalmente cada 90-120 minutos (por ej., 4-6 veces cada noche).
2. ↑ Frecuencia de despertares con cólico, dormir con los padres y con la lactancia.
3. La habilidad del infante o el niño para sí mismo calmarse y regresar a dormir sin la intervención del cuidador determina que los despertares espontáneos sean breves vs. prolongados y problemáticos.

Tratamiento comportamental del insomnio en la niñez

1. Educación de los padres.
2. Mantenimiento consistente de la hora de acostarse. Actividades nocturnas tranquilas.
3. Hora de acostarse apropiada para la edad.
4. Establecimiento de un medio ambiente óptimo en la habitación.
5. Uso apropiado de objetos transicionales (por ej., muñeco o cobija) para el trastorno de asociación al inicio del sueño.
6. Ajuste de límites consistentes y predecibles a los padres para el trastorno de ajuste de límites del sueño.
7. Colocar al niño en la cama mientras esté somnoliento pero aún despierto (para enseñar al niño a quedarse dormido independientemente) comenzando a los 2-4 meses de edad.
8. Transición del infante al entorno de sueño final (por ej., cuna en la habitación del infante) a los 3 meses de edad.
9. Descontinuación de la alimentación nocturna en niños≥ 6 meses de edad.
10. Hora de acostarse apagada-hora de acostarse se retarda progresivamente (por ej., en 30 minutos) hasta que el niño sea capaz de dormirse rápidamente. Horas de acostarse subsecuentes son luego avanzadas o retardadas dependiendo de la LIS hasta que se alcance una hora deseada de acostarse.
11. Rutinas positivas a la hora de acostarse-establecimiento de actividades prehora de acostarse consistentes y relajantes.
12. Despertares programados- El niño es despertado por el padre ligeramente antes de la hora usual espontánea de despertarse, tranquilizado, y luego se le permite que vuelva a dormir. Frecuencia de despertares programados se disminuye

progresivamente hasta que se descontinúen completamente una vez el niño sea capaz de dormir durante toda la noche.
  a. Desventaja es que a los niños no se les enseñan habilidades para iniciación del sueño.
13. Procedimientos de extinción.
14. Terapia cognitiva comportamental: Restricción de sueño, control de estímulos y terapia cognitiva como en adultos.

Técnicas de extinción para el insomnio en la niñez
1. Tres tipos generales, llamados abordaje rápido, abordaje gradual, o extinción con la presencia de los padres.
2. *Abordaje rápido* (extinción absoluta) incluye colocar al niño en la cama, dejarlo sólo en la habitación, e ignorar comportamiento inapropiado y demandas no razonables hasta la mañana siguiente.
  a. Aunque generalmente efectivo en 3-7 días, un empeoramiento del comportamiento ("estallido de extinción") puede ocurrir entre los 5-30 días desde el inicio de la terapia.
3. *Abordaje gradual* (extinción graduada) difiere del abordaje rápido en que se le permite a los padres responder a las demandas inapropiadas del niño en un modo gradualmente menor (por ej., mayor duración entre las intervenciones o período más corto de la intervención) hasta que se suspende la intervención de los padres finalmente.
4. *Extinción con presencia de los padres* permite a los padres dormir en cama separada en la habitación del niño pero no responder a ningún comportamiento inapropiado del niño.

Tratamiento farmacológico del insomnio en la niñez
1. Ningún agente hipnótico está actualmente aprobado por la FDA para uso en niños. Ni la eficacia ni la seguridad de la melatonina ha sido establecida en niños.

Somnolencia diurna excesiva
1. La SDE debería ser considerada en cualquier niño > 5 años de edad quien (a) continúe haciendo siesta durante el día, especialmente no planeada, o (b) duerma ≥ 2 horas más, los fines de semana que entre los días de semana ("sobresueño de fin de semana").
2. Otras características comunes:
  a. Se queda dormido en momentos y situaciones inapropiadas.
  b. Problemas comportamentales (inatención, irritabilidad, hiperactividad o impulsividad).
  c. Problemas cognitivos o dificultades académicas.
  d. Cambios en el afecto (depresión o ansiedad).
  e. Fatiga y letargia.

Causas de somnolencia y fatiga en adolescentes o adultos jóvenes (8Ds en inglés)
1. Trastorno de fase retardada de sueño (somnolencia matutina)("Delayed")
2. Depresión.
3. Deprivación (sueño).
4. Trastorno (narcolepsia, hipersomnio idiopático, hipotiroidismo, hipersomnio recurrente, AOS o TMPE).("Disorder").
5. Dopaje (sustancias ilícitas).
6. Drama (hacerse el enfermo).
7. Ingesta de licor. ("Drinking").
8. Medicamentos.("Drugs").

Apnea obstructiva del sueño en la niñez
1. Características claves:
  a. SDE: menos común que en adultos. Presente en cerca del 30% de niños con AOS.
  b. Ronquido.
  c. Apneas presenciadas.
  d. Postura inusual en el sueño (por ej., cuello hiperextendido).
  e. Respiración dificultosa o paradójica. Retracciones torácicas.
  f. Dificultades cognitivas o comportamentales.
2. Características asociadas:
  a. Arritmia sinusal.
  b. Enuresis secundaria.
  c. EAAV en infantes.
  d. Resistencia a la hora de acostarse o despertares nocturnos problemáticos.
3. Factores de riesgo:
  a. Hipertrofia adenoamigdalina. El factor de riesgo más importante en niños. Sin embargo, el tamaño de las amígdalas y las adenoides no es predictiva de AOS en pacientes individuales.
  b. Historia familiar +.
  c. Peso corporal excesivo.
  d. Obstrucción nasal crónica (por ej.,

alergias). Atresia coanal o estenosis.

e. Anormalidades cráneofaciales (por ej., Acondroplasia, Apert, Crouzon, Down, mucopolisacaridosis, Pierre Robin y Treacher Collins).

f. Síndrome de Prader-Willi.

g. Parálisis cerebral.

h. Hipotonía y debilidad neuromuscular.

i. Malformación de Arnold-Chiari.

j. Cirugía del flap faríngeo para corregir el paladar hendido.

4. Prevalencia global de 1-5% en niños. La mayor prevalencia entre las edades de 2-6 años. Puede recurrir durante la adolescencia en aquellos tratados exitosamente durante la niñez. Género: M = F (en niños prepúberes). Etnicidad: Mayor prevalencia en niños afroamericanos y asiáticos que en caucásicos.

5. Consecuencias:

a. Falla del crecimiento y retardo del desarrollo.

b. Problemas cognitivos y comportamentales (TDAH, agresividad, irritabilidad o deterioro intelectual).

c. Trastorno del afecto.

d. Pobre desempeño académico.

e. Hipertensión sistémica y pulmonar.

f. Enuresis nocturna.

g. Poliglobulia.

h. Acidosis respiratoria crónica. Desarrollo de pectus excavatum.

i. ↑ Frecuencia de parasomnias (sonambulismo o terrores nocturnos).

6. Evaluación:

a. Historia y examen físico.

b. PSG. Considerar monitorización de CO_2 al final de la respiración o transcutáneo.

c. Estudios radiológicos (por ej., radiografías cefalométricas laterales) para niños con anormalidades cráneofaciales significativas.

7. Características PSG:

a. Pausas en la respiración o reducción en el flujo de aire mayor que el 30-50% comparado con el basal, que dura ≥ 2 ciclos respiratorios normales; ≥ 1 evento respiratorio contabilizable por hora. Eventos respiratorios son más comunes durante el sueño MOR.

b. Hipoventilación obstructiva (períodos prolongados de obstrucción parcial persistente de la VA con hipercapnia +/- desaturación de O_2).

c. Arquitectura del sueño es usualmente normal.

d. Despertares (movimiento o autónomo) del sueño. Puede o no estar asociado con despertares EEG.

e. Movimiento paradójico de la caja torácica –pared abdominal.

f. Arritmia sinusal y otras arritmias cardíacas.

g. Desaturación de O_2 e hipercapnia.

h. Monitoreo de presión esofágica: Oscilaciones de presión marcadamente negativas.

i. TLMS: LIS normal.

8. Terapia:

a. Adenoideamigdalectomía: Tratamiento de elección para la mayoría de los niños con AOS. Evaluar la eficacia terapéutica 6-8 semanas después de cirugía.

b. Considerar CPAP si la cirugía de VA no está indicada, está contraindicada o es inefectiva. Requiere reevaluación regular clínica y PSG.

c. Dispositivos orales pueden intentarse en adolescentes mayores cuando el crecimiento de los huesos cráneofaciales y los tejidos de la VA se han completado.

d. Esteroides nasales para obstrucción crónica nasal.

Apnea de prematurez

1. Apneas obstructivas o centrales o hipopneas en infantes < 37 semanas de gestación. Frecuencia: Mixtas > central > apneas obstructivas. Puede también presentarse con respiración periódica.

2. Los eventos respiratorios pueden estar asociados con bradicardia, hipoxemia o necesidad de intervención por parte del cuidador.

3. La prevalencia está inversamente relacionada con la edad gestacional al nacer. Resolución espontánea con la madurez.

Apnea del sueño en los infantes

1. Apneas obstructivas o centrales o hipopneas en infantes > 37 semanas de gestación. Los eventos centrales son más comunes que los eventos obstructivos. Eventos respiratorios pueden estar asociados con hipoxemia, bradi-taquicardia, cianosis y despertares. Ellos ocurren más frecuentemente durante el sueño MOR.

2. Factores de riesgo incluyen (a) Bajo peso al nacer, (b) trastornos médicos y neurológicos (anemia, enfermedad

pulmonar, RGE, alteraciones metabólicas o infección), y (c) uso de medicamentos, incluyendo anestesia.
3. La apnea del sueño en los infantes no es un factor de riesgo independiente para el síndrome de muerte súbita del infante (SMSI).
4. Disminución en la frecuencia de apnea después de las primeras semanas de vida.

Evento aparentemente amenazador de la vida
1. Características clínicas incluyen: (a) apnea, (b) cambio en el color o tono (flacidez), y (c) asfixiante o atragantamiento.

Ronquido
1. Todos los niños deberían ser tamizados para ronquido.
2. El ronquido en los niños puede estar asociado con SDE, problemas cognitivos y comportamentales (atención, lenguaje, memoria y función ejecutiva), y trastornos del afecto.
3. La PSG está indicada para distinguir ronquido primario de AOS.

Síndrome de piernas inquietas
1. Prevalencia de 15% en niños.

Sueño en niños con trastornos médicos
1. Alteración del sueño en niños debido a :
   a. Alergias.
   b. Asma.
   c. Dermatitis atópica.
   d. Cólico.
   e. Síndrome de hipoventilación alveolar central congénita.
   f. Fibrosis quística.
   g. Reflujo gastroesofágico.
   h. Síndrome de intestino irritable.
   i. Otitis media.
2. Riesgo incrementado de AOS en niños con:
   a. Acondroplasia.
   b. Parálisis cerebral.
   c. Síndrome de Down.
   d. Artritis reumatoide juvenil.
   e. Mielomeningocele.
   f. Trastornos neuromusculares.
   g. Síndrome de Prader-Willi.
   h. Enfermedad de células falciformes (debido a hipertrofia adenoamigdalina).

Los años dorados

Generalidades

1. Los requerimientos de sueño no disminuyen con el paso de los años.
2. El envejecimiento se asocia con gran alteración del sueño nocturno (prevalencia de 50%), SDE y siestas diurnas.
3. Mientras algunas de las alteraciones del sueño pueden ser atribuidas al envejecimiento normal por sí mismo, la mayoría son debidas a comorbilidades médicas (menopausia o nocturia), trastornos neurológicos, siquiátricos (depresión) y trastornos primarios del sueño, y los efectos adversos sobre el sueño de medicamentos utilizados para tratarlos.
4. De mejor manera las mujeres mayores son capaces de mantener sueño satisfactorio con el paso de los años comparadas con los hombres mayores.

Cambios fisiológicos con el envejecimiento

1. ↓ secreción de melatonina.
2. Inicio del sueño más temprano y compensación relativa a la secreción de melatonina.
3. ↓ amplitud de los ritmos circadianos sueño-vigilia.
4. Avance de la fase de ritmos circadianos sueño-vigilia y de la temperatura corporal (en algunos).
5. ↓ impulso homeostático de sueño.
6. ↓ umbral de despertar (mayor sensibilidad a factores ambientales adversos).
7. ↓ secreción de GH durante el sueño.
8. ↑ nadir circadiano del nivel de cortisol.

Sueño y patrones de sueño

1. ↓ calidad de sueño.
2. ↑ alteración de sueño.
   a. ↑ despertares nocturnos.
   b. Siestas diurnas frecuentes.
   c. Patrón de sueño polifásico (en algunos).
3. ↓ Tolerancia a trabajo por turnos y jet lag.
4. ↑ Tolerancia a DS.

Trastornos del sueño

1. Mayor prevalencia de insomnio, AOS, ACS, SPI, TMPE, TCM y TFAS.
2. Insomnio.
   a. La queja más común de sueño entre los adultos mayores. Más frecuentemente involucra el insomnio de mantenimiento.
   b. Factores de riesgo para insomnio con el envejecimiento: depresión, discapacidad, pobre salud, múltiples trastornos médicos, síntomas respiratorios, uso de sedantes y la viudez.
   c. Raramente debido exclusivamente al envejecimiento por sí mismo.
   d. Correlación más pobre entre quejas subjetivas de sueño y parámetros PSG objetivos en mujeres mayores comparados con los hombres mayores.
3. Apnea obstructiva del sueño.
   a. Más prevalente en hombres. Riesgo de AOS entre mujeres se incrementa con la menopausia. La TRH en mujeres menopáusicas disminuye la prevalencia de AOS.
   b. Comparado con adultos más jóvenes:
      i. ↓ Frecuencia y ↓ severidad de AOS-relacionada con la SDE.
      ii. ↓ Riesgo de enfermedades cardiopulmonares.
      iii. IAH es menos capaz de predecir el riesgo de mortalidad.
      iv. ↓ Asociación con obesidad, ronquido y apneas presenciadas.
      v. Tasas de adherencia al PAP similares.
4. La nocturia con el paso de los años puede deberse a ↓ capacidad vesical urinaria, ↓ habilidad de concentración urinaria, hiperplasia prostática (en hombres), sobreactividad del detrusor, y AOS (correlación débil con el IAH).

Cambios en la arquitectura del sueño
1. ↓ ES, ↑ LIS, ↑ WASO, y ↓/= TTS.
2. ↓ N3.
3. ↓ LS MOR y ↓/= R.
4. ↑ cambios de etapa del sueño ↓ ciclos No MOR/MOR.
5. ↓ Husos de sueño y densidad de complejos K.
6. ↓ densidad del MOR.

Sueño en mujeres

Generalidades
1. Quejas subjetivas mayores de sueño insuficiente o no reparador, así como también necesidad incrementada de sueño comparado con hombres.

Sueño y hormonas femeninas
1. Progesterona: ↑ SDE (debido a congestión de la VA).
2. Estrógeno: ↓ sueño MOR.

Apnea obstructiva del sueño
1. AOS es menos común en mujeres pre menopáusicas que en hombres.
   a. Riesgo de AOS incrementa en mujeres durante la menopausia.
   b. ↓ Prevalencia de AOS entre mujeres posmenopáusicas que usan TRH comparada con mujeres que no utilizan TRH.
   c. Nota: Datos no conclusivos soportan el uso de TRH como terapia de AOS entre las mujeres posmenopáusicas.
2. Características físicas pertinentes en mujeres que pueden disminuir la susceptibilidad de colapso de la VA durante el sueño (comparadas con los hombres):
   a. Menor cuello y volumen de tejidos blandos en el cuello.

   b. Longitud faríngea de la vía aérea más corta.
   c. Menor distensibilidad faríngea durante el sueño.
3. Diferencias en la presentación clínica (comparadas con los hombres):
   a. ↓ Ronquido.
   b. ↑ Insomnio.
   c. ↑ SDE y fatiga.
4. Diferencias en características PSG (comparadas con hombres):
   a. Menor IAH (cuando se ajusta por peso corporal).
   b. Menor dependencia de posición supino de los eventos respiratorios.
   c. Eventos respiratorios relacionados con el sueño MOR son más frecuentes durante la fase folicular comparado con la fase lútea en mujeres pre menopáusicas.
5. ↓ Tasas de sobrevida comparada con hombres con IAHs similares.

Apnea central del sueño
1. Menos común en mujeres pre-menopáusicas que en hombres.
2. Menor umbral apneíco hipocápnico.

71

Ciclo menstrual

1. Calidad del sueño puede deteriorarse previo a y durante los primeros días de la menstruación.
2. Quejas relacionadas con el sueño: Insomnio y SDE.
3. Causas de alteración del sueño: distensión abdominal y retortijones, ansiedad, sensibilidad en los senos, cefaleas y cambios de ánimo.
4. Comparada con la fase folicular, la fase lútea se asocia con:
   a. ↑ somnolencia subjetiva.
   b. ↑ LIS y ↓ ES.
   c. ↑ N2. ↑ husos de sueño y poder de densidad EEG de frecuencia ≈14 Hz.
   d. ↓ R.
5. La menstruación se asocia con ↑ latencia de N3.

Dismenorrea

1. Ocurren calambres uterinos dolorosos durante la menstruación.
2. Quejas relacionadas con el sueño: ↓ calidad de sueño y SDE.
3. Características PSG: ↓ ES.

Endometriosis

1. Presencia de tejido endometrial fuera del útero (por ej., abdomen o pelvis).
2. Quejas relacionadas con el sueño: alteración del sueño secundaria a dolor.

Síndrome premenstrual

1. Distensión abdominal, mayor irritabilidad e incremento de la fatiga que ocurren previo a la menstruación. Los síntomas desaparecen con la menstruación.
2. Quejas relacionadas con el sueño: Insomnio, despertares frecuentes, sueño no reparador, sueños no placenteros o pesadillas y SDE.
3. Característica PSG: No cambios significativos en la arquitectura del sueño.

Trastorno premenstrual disfórico

1. Previo a la menstruación aparecen fatiga, cambios del afecto y deterioro diurno.
2. Quejas relacionadas con el sueño: Insomnio o SDE.
3. Características PSG: ↓ ES, ↑ N2 y ↓ R.

Uso de anticonceptivos orales

1. ↑ niveles promedio de melatonina.
2. ↑ Temperatura corporal durante el sueño.

3. Características PSG: ↑ N1, ↑N2, ↓/= N3 y ↓ LS MOR.

Síndrome de ovario poliquístico

1. Producción incrementada de hormonas sexuales masculinas por el ovario.
2. Ciclos menstruales irregulares o ausentes, infertilidad, ganancia de peso, resistencia a la insulina e hirsutismo.
3. Riesgo incrementado de AOS. IAH parece correlacionarse con niveles séricos de testosterona.

Embarazo

1. Cambios en la calidad del sueño:
   a. Empeora durante el 1ʳ trimestre.
   b. Mejora durante el 2° trimestre.
   c. El peor durante el 3ʳ trimestre.
2. Causas comunes de alteración del sueño durante el embarazo:
   a. Ansiedad.
   b. Dolor de espalda.
   c. Sensibilidad en los senos.
   d. Disnea.
   e. Movimientos fetales.
   f. Ardor en el estómago y RGE.
   g. Calambres en las piernas.
   h. Náusea y vómito (matutino).
   i. Nocturia.
   j. SPI.
   k. Ronquido y AOS.
3. Incremento en las siestas diurnas.
4. Características PSG:
   a. ↓ ES y ↑ WASO.
   b. ↑ TTS (disminuye al final del embarazo).
   c. ↑ N1, ↑ N2 y ↓/= N3.
   d. ↓ R (durante el final del embarazo).
5. Incrementa el riesgo para ronquido, AOS, SPI/TMPE, calambres de piernas nocturnos y SDE.
   a. AOS significativa no es común relativamente a menos que estuviera presente previa al embarazo.

Hipertensión inducida por el embarazo (pre-eclampsia)

1. Caracterizada por hipertensión, proteinuria, edema de miembros inferiores y cefaleas.
2. Mayor prevalencia de ronquido, AOS y MPES.
3. Características PSG: ↑ WASO.

Trabajo de parto y alumbramiento

1. Comparada con sueño nocturno de mayor

duración (> 7 hrs), el TTS (< 6 hrs) más corto, previo al trabajo de parto y alumbramiento se asocia con trabajo de parto prolongado e incremento de la probabilidad de requerir cesárea.

Período posparto
1. Quejas relacionadas con el sueño: SDE, deterioro cognitivo y cambios en el ánimo.
2. Incremento en la frecuencia de siestas.
3. Características PSG:
   a. ↓ ES, ↓ TTS y ↑ WASO.
   b. ↓ N1 y ↓ N2.
   c. ↑ N3 (retorna a los niveles basales preembarazo a los 1-3 meses posparto).
   d. = R y LS MOR.
4. Mayor alteración en el sueño en:
   a. Madres primíparas (comparadas con multíparas).
   b. Alumbramiento por cesárea (comparada con alumbramiento vaginal).
5. Condiciones relacionadas con el sueño asociadas con la depresión posparto: insomnio. ↓ ES, ↓ TTS y ↓ LS MOR.

Lactancia materna
1. Características PSG (comparada con los alimentados con biberón):
   a. ↓/= TTS ↓ N1, ↓ N2 y ↑ N3.

Durmiendo con el infante
1. Características PSG (comparadas con el dormir sólo):
   a. ↑ WASO (pero posiblemente menor duración de los despertares individuales).

Menopausia y posmenopausia
1. Menopausia se define como el cese de la menstruación. Se asocia con la disminución de los niveles de estrógenos y progesterona.
2. Quejas comunes incluyen oleadas de calor, diaforesis nocturna, insomnio, cambios de ánimo, fatiga y SDE.
3. Condiciones relacionadas con el sueño (comparadas con la premenopausia):
   a. ↑ quejas subjetivas de alteración del sueño.
   b. Incremento de la prevalencia de insomnio y AOS.
   c. Características PSG: ↑ LIS, ↓ ES, ↓ o ↑ TTS, ↓ o ↑ WASO, ↑ N1, ↑ N3 y ↓ R.
4. Considerar gabapentina para el tratamiento de los calores relacionados con la menopausia.

Envejecimiento
1. Sueño en mujeres mayores saludables (comparado con hombres mayores):
   a. ↑ Frecuencia de insomnio.
   b. Pobre calidad del sueño.
   c. ↑ Necesidad de siestas diurnas.
   d. ↑ Uso de agentes sedantes-hipnóticos.
   e. Cambios menores en arquitectura del sueño (↓ no significativa en N3).

Terapia de reemplazo hormonal
1. Terapia con estrógenos orales sintéticos y progesterona.
2. Efectos benéficos sobre el sueño:
   a. Mejoría en la calidad del sueño.
   b. ↓ Prevalencia de AOS, insomnio y calores.
3. Efectos PSG de TRH: ↑ ES, ↓ LIS, ↑ TTS, ↓ WASO y ↑ N3.

Género

Generalidades
1. Hay diferencias distintivas de género en la prevalencia en muchos de los trastornos comunes del sueño.

Hombres > mujeres
1. Catatrenia.
2. Patrón de respiración de Cheyne Stokes.
3. Respiración periódica de elevada altitud.
4. Síndrome de Kleine Levin.
5. Trastorno de ajuste de límites del sueño (incierto).
6. Dormidor prolongado.
7. Narcolepsia con cataplejía.
8. Apnea obstructiva del sueño (adultos).
9. Apnea central primaria del sueño.
10. Trastorno de comportamiento del sueño MOR.
11. Enuresis en el sueño (niños).
12. Trastorno de asociación al inicio del sueño (incierto).
13. Isquemia de las arterias coronarias relacionada con el sueño (debido a AOS).
14. Reflujo gastroesofágico relacionado con el sueño (con esófago de Barrett).
15. Hipoventilación alveolar no obstructiva idiopática relacionada con el sueño.
16. Sonambulismo (adultos).
17. Terrores nocturnos (adultos).
18. Ronquido (adultos).

Mujeres > hombres
1. Insomnio de ajuste.
2. Síndrome de la cabeza explotando.
3. Fibromialgia.
4. Insomnio debido a trastorno mental.
5. Pesadillas (adultos).
6. Insomnio paradójico (incierto).

7. Insomnio sicofisiológico.
8. Síndrome de piernas inquietas.
9. Dormidor corto.
10. Enuresis en el sueño (adultos).
11. Isquemia de arterias coronarias relacionada con el sueño (angina de Prinzmetal).
12. Trastorno disociativo relacionado con el sueño.
13. Trastorno del comer relacionado con el sueño.
14. Alucinaciones relacionadas con el sueño.

Hombres = mujeres
1. Trastorno de fase avanzada del sueño.
2. Despertares confusos.
3. Síndrome de hipoventilación alveolar central congénita.
4. Insomnio familiar fatal.
5. Trastorno del ritmo circadiano no alineado del sueño.
6. Hipersomnio idiopático con tiempo de sueño largo.
7. Pesadillas (niños)
8. Apnea obstructiva del sueño (niños, prepúberes).
9. Trastorno de movimiento periódico de extremidades.
10. Parálisis aislada del sueño recurrente.
11. Trastorno del sueño de trabajadores por turnos.
12. Bruxismo relacionado con el sueño.
13. Epilepsia relacionada con el sueño.
14. Trastorno de movimiento rítmico relacionado con el sueño.
15. Hablar dormido
16. Terrores nocturnos (niños)
17. Sonambulismo (niños).

Polisomnografía

Definiciones
1. La PSG incluye el registro continuo y simultáneo de varias variables fisiológicas durante el sueño (por ej., EEG, EOG, EMG, ECG, flujo de aire, ronquido, movimiento torácico y abdominal, y SaO_2).
2. Otros sensores que pueden utilizarse durante la PSG incluyen monitores de presión esofágica, $PetCO_2$, $PtcCO_2$, nivel de PAP, canales adicionales de EEG (para evaluación de sospecha de convulsiones nocturnas), video-monitoreo (para evaluación de sospecha de parasomnias o convulsiones), y sensores de pH esofágico (para evaluación de sospecha de RGE).

Indicaciones de PSG
1. Diagnóstico de TRAS.
2. Titulación de PAP para TRAS.
3. Seguimiento después de cirugía de VA o dispositivo oral para AOS. (Nota: La PSG de seguimiento no está rutinariamente indicada para pacientes que están y se mantienen libres de síntomas con terapia PAP efectiva)
4. Diagnóstico de narcolepsia (seguido de TLMS al día siguiente de la PSG).
5. Diagnóstico de TMPE.
6. Evaluación de parasomnias atípicas o parasomnias lesivas (con derivaciones EEG adicionales y registro de video).
7. Evaluación de sospecha de convulsiones nocturnas (con derivaciones EEG adicionales y registro de video).

Tipos de estudios diagnósticos de sueño
1. Nivel 1: PSG completa asistida en laboratorio. Patrón de oro para el diagnóstico de AOS.
2. Nivel 2: PSG completa no asistida (PSG portátil integral).

3. Nivel 3: Estudios cardiorrespiratorios de sueño, o prueba de apnea del sueño portátil modificada que consiste en ≥ 4 parámetros biológicos (por ej., flujo de aire, SaO_2, esfuerzo respiratorio, ECG o posición corporal).
4. Nivel 4: Registro continuo de 1 o 2 parámetros biológicos (SaO_2 con o sin medición del flujo de aire).

El polígrafo
1. Un polígrafo, consiste de una serie de amplificadores y filtros de CA y CD, registra varias variables fisiológicas durante el sueño.
2. Variables fisiológicas de alta frecuencia (rápidas) (por ej., EEG, EOG, EMG y ECG) son registradas utilizando *amplificadores de CA*.
   a. Se utilizan filtros de alta frecuencia para reducir los potenciales rápidos, presumiblemente no fisiológicos.
   b. Se utilizan filtros de baja frecuencia para reducir los potenciales lentos que pueden interferir con el registro apropiado.
   c. Nota: Si los ajustes de filtros bajos son establecidos demasiado altos, ésto puede reducir la amplitud de las ondas delta y los movimientos oculares en el EEG y EOG, respectivamente.
3. Variables fisiológicas de baja frecuencia (lentas) (por ej., SaO_2 y niveles de CPAP) son registradas utilizando amplificadores de CD.
   a. Los amplificadores de CD no están equipados con filtros de baja frecuencia.
4. Flujo de aire y esfuerzo respiratorio son registrados utilizando bien sea, amplificadores de CA o CD
5. Una derivación es la diferencia en voltaje entre 2 electrodos. Esta puede ser, bien sea bipolar o referencial.
   a. *Bipolar*: Dos electrodos estándar son emparejados.
   b. *Referencial*: Un electrodo estándar es emparejado a un electrodo de referencia.

9 pasos básicos en el desarrollo de una PSG
1. Un diario de sueño se completa durante las 2 semanas previas al estudio. La PSG se realiza a la hora acostumbrada de dormirse el paciente.
2. Previo al inicio del estudio se completan cuestionarios (incluyen medidas de somnolencia, tales como ESE).
3. Colocación de electrodos y sensores. Cada canal debe tener ajustes apropiados para sensibilidad, y filtros de alta y baja frecuencia.
4. Se realizan biocalibraciones. Se le solicita a los pacientes realizar ciertas acciones (por ej., mirar hacia arriba y hacia abajo, o inhalar y exhalar) para probar la integridad de los electrodos y amplificadores.
5. Se comienza el estudio. Se anota la hora cuando se inicia el registro ("luces apagadas").
6. Monitoreo y observación. Corrección de artefactos, si están presentes. Titulación de PAP, si está indicado.
7. Se finaliza el estudio. Se registra la hora de finalización del estudio ("luces encendidas").
8. Se repiten las biocalibraciones.
9. Se completa cuestionario pos-estudio.

Electroencefalografía
1. Colocación de electrodos de EEG se basa en el Sistema Internacional 10-20. Cada electrodo se nomina con una letra que representa la región correspondiente del cerebro y un subíndice numérico.
2. Localización de los electrodos: frontal (F), central (C), occipital (O) y mastoides (M).
   a. Se utilizan números impares para los electrodos del lado izquierdo.
   b. Se utilizan números pares para los electrodos del lado derecho.
   c. Se utiliza Z para los electrodos de la línea media.
3. La colocación de electrodos recomendada es F4M1, C4M1 y O2M1. Electrodos de respaldo son F3M2, C3M2 y O1M2.
4. Colocación de electrodos alterna son FzCz, CzOz y C4M1.
5. Se pueden utilizar electrodos EEG adicionales cuando se esté evaluando actividad convulsiva nocturna.

Frecuencias básicas de ondas EEG
1. El voltaje registrado de los electrodos EEG se origina de la actividad potencial sumada de las neuronas corticales.
2. Frecuencia de ondas EEG [Hz]:
   a. Delta (< 4).
   b. Theta (4-7).
   c. Alfa (8-13).
   d. Beta (> 13).
3. Ondas delta:

a. Alta amplitud (pico a pico de > 75 μV).
4. Ondas alfa:
    a. Amplitud es generalmente<50 μVen adultos.
    b. Presente cuando una persona se relaja y está somnolienta y con los ojos cerrados. La apertura ocular suprime la actividad alfa.
    c. Más prominente en las derivaciones occipitales.
5. Ondas beta:
    a. Presente durante el estado de vigilia.

Ondas EEG
1. *Complejo K:*
    a. Alta amplitud, onda bifásica (con una deflexión inicial negativa aguda inmediatamente seguida por una onda lenta de de alto voltaje positiva) con duración de ≥ 0.5 segundos.
    b. Vista máximamente sobre el vértex.
2. *Ondas diente-sierra:*
    a. Ondas theta con una muesca que ocurre durante el sueño MOR.
    b. Más prominente sobre el vértex y las derivaciones frontales.
3. *Husos de sueño:*
    a. Oscilaciones breves con una frecuencia de 12-14 Hz de duración 0.5-1.5 segundos. La amplitud es generalmente < 50 μV.
    b. Más prominente sobre las derivaciones centrales. Generados en el núcleo talámico de la línea media.
    c. Visto en sueño N2 y N3.
    d. "Pseudo-husos" o "husos por medicamentos" relacionados con uso de BZ tienen una mayor frecuencia ≈ 15 Hz).
4. *Deflexión aguda del vértex:*
    a. Deflexiones agudas negativas con amplitud < 250 μV.
    b. Máxima sobre el vértex.

Electrooculografía
1. Registra la diferencia en potenciales (dipolo) entre la córnea (positivo) y la retina (negativo).
2. Este dipolo cambia con los movimientos oculares. Un voltaje positivo (deflexión hacia abajo) se registra cuando los ojos se mueven hacia un electrodo, y un voltaje negativo (deflexión hacia arriba) acompaña un movimiento ocular alejándose de un electrodo.
3. Colocaciones de electrodos recomendadas son E1M2 y E2M2.
    a. E1 = 1 cm debajo del canto externo izquierdo.

b. E2 = 1 cm encima del canto externo derecho.
    c. M2 = proceso mastoideo derecho.
4. Colocaciones de electrodos alternas son E1Fpz, E2Fpz.
    a. E1 = 1 cm debajo y 1 cm lateral al canto externo izquierdo.
    b. E2 = 1 cm debajo y 1 cm lateral al canto externo derecho.
    c. Fpz = frontoparietal de la línea media.
5. Puede reducirse la distancia de los electrodos a 0.5 cm en los niños.
6. Electrodos de EOG se colocan utilizando adhesivo y no colodión.
7. Los movimientos conjugados de los ojos crean deflexiones fuera de fase en los dos canales de EOG. Los artefactos EEG producen deflexiones en fase.
8. Hay dos patrones generales de movimientos oculares.
    a. *Movimientos oculares lentos y ondulados*: Ocurren durante la somnolencia relajada con ojos cerrados, en sueño N1 y despertares breves.
    b. *Movimientos oculares rápidos:* Ocurren durante la vigilia con ojos abiertos (parpadeo de ojos) o durante el sueño MOR.
9. Uso de ISRS o ATC puede asociarse con movimientos oculares durante el sueño N2 y N3 (también llamados "ojos de Prozac"- fluoxetina).

Electromiografía (mentón)
1. Localización de tres electrodos:
    a. Línea media, 1 cm encima del borde inferior de la mandíbula.
    b. 2 cm a la derecha de la línea media y 2 cm debajo del borde inferior de la mandíbula.
    c. 2 cm a la izquierda de la línea media y 2 cm debajo del borde inferior de la mandíbula.
    d. Puede disminuirse la distancia de los electrodos a 1 cm para los niños.
2. La derivación consiste de bien sea, uno de los electrodos debajo de la mandíbula referido al electrodo colocado encima de la mandíbula. El otro electrodo inferior puede ser utilizado como respaldo si los electrodos iniciales fallan.
3. Se puede colocar un electrodo adicional sobre el músculo masetero para detectar la presencia de bruxismo.

Electrocardiografía
1. Una derivación II única modificada con electrodos colocados debajo de la clavícula derecha cerca al esternón y sobre la pared torácica lateral en el 6° o 7° espacio intercostal izquierdo.
2. Ritmos cardíacos importantes:
   a. *Asistolia:* Pausa cardíaca > 3 segundos en duración (para pacientes $\geq$ 6 años de edad).
   b. *Bradicardia sinusal*: FC < 40 latidos por minuto (para pacientes $\geq$ 6 años de edad).
   c. *Taquicardia sinusal*: FC > 90 latidos por minuto (para pacientes adultos). Ritmos sinusales más rápidos en niños jóvenes.
   d. *Taquicardia de complejo estrecho*: FC > 100 latidos por minuto. Al menos 3 latidos consecutivos con duración del QRS < 120 mseg.
   e. *Taquicardia de complejo ancho*: FC > 100 latidos por minuto. Al menos 3 latidos consecutivos con duración del QRS $\geq$ 120 mseg.
   f. *Fibrilación atrial*: Ritmo irregularmente irregular sin ondas P.

Medición del flujo de aire
1. Las técnicas incluyen monitoreo de presión nasal, neumotacografía, termistores, termocuplas y monitoreo de $PetCO_2$.
2. La neumotacografía es el estándar de referencia para detectar las apneas–hipopneas obstructivas.
3. Los aparatos sensores de temperatura y monitoreo de $PetCO_2$ proveen mediciones indirectas y cualitativas del flujo de aire.
4. Con el monitoreo de presión nasal, los eventos respiratorios obstructivos se asocian con un plateau (aplanamiento) de la señal de flujo inspiratorio mientras que los eventos respiratorios centrales se asocian con señales reducidas pero redondeadas.
5. Para identificar las apneas, las técnicas recomendada y alterna son:
   a. Recomendada: Sensor térmico oronasal.
   b. Alterna: Transductor de presión de aire nasal (adultos). $PetCO_2$ o pletismografía de inductancia calibrada adicionada (niños).
6. Para identificar hipopneas, las técnicas recomendada y alterna son:
   a. Recomendada: Transductor de presión de aire nasal.
   b. Alterna: pletismografía de inductancia o sensor térmico oronasal.

Medición del esfuerzo respiratorio
1. Las técnicas incluyen el monitoreo de presión esofágica, EMG de superficie diafragmática, calibradores de presión, PRI o impedancia torácica.
2. La medición de esfuerzo respiratorio es importante para distinguir apneas obstructivas, centrales y mixtas.
3. El sensor recomendado para la medición del esfuerzo respiratorio es la manometría esofágica o pletismografía de inductancia.
4. El sensor alterno es el EMG diafragmático o intercostal.

Medición de oxigenación y ventilación
1. El sensor recomendado para saturación de O_2 es el pulso oxímetro. La señal aceptable mínima de tiempo promedio es 3 segundos.
2. El sensor recomendado para hipoventilación alveolar es $PtcCO_2$ o $PetCO_2$.

Tiempo de tránsito de pulso
1. TTP se refiere al tiempo de trasmisión que tarda la onda de presión de pulso arterial para viajar desde la válvula aórtica hacia la periferia (intervalo entre la onda R del ECG y la subsecuente onda de shock de pulso en el dedo). Es típicamente cerca de 250mseg.
2. TTP está inversamente relacionado con la PA. El TTP se incrementa durante las caídas inspiratorias en la PA, y disminuye durante los incrementos en la PA inducidos por los despertares.
3. Las personas con AOS tienen incrementos transitorios en la PA acompañando los despertares, y caídas en la PA durante la inspiración. El TTP puede ser útil en distinguir apnea-hipopneas obstructivas y centrales.

Identificación del ronquido
1. El ronquido puede detectarse utilizando un micrófono.

Electromiografía (tibial anterior)
1. Los electrodos se colocan sobre el tibial anterior de ambas piernas y se utilizan para detectar MPES. Electrodos adicionales se pueden colocar sobre las extremidades superiores (extensor digital común) para identificar TCM.

Especificaciones técnicas para electrodos y sensores

1. EEG y EOG:
   a. Tasa de muestreo deseable (Hz) — 500
   b. Tasa de muestreo mínimo(Hz) — 200
   c. Filtro de alta frecuencia (Hz) — 35
   d. Filtro de baja frecuencia (Hz) — 0.3
   e. Impedancia máxima (K ohms) — 5
2. EMG y ronquido:
   a. Tasa de muestreo deseable (Hz) — 500
   b. Tasa de muestreo mínimo (Hz) — 200
   c. Filtro de alta frecuencia (Hz) — 100
   d. Filtro de baja frecuencia (Hz) — 10
3. ECG:
   a. Tasa de muestreo deseable (Hz) — 500
   b. Tasa de muestreo mínimo (Hz) — 200
   c. Filtro de alta frecuencia (Hz) — 70
   d. Filtro de baja frecuencia (Hz) — 0.3
4. Respiración:
   a. Filtro de alta frecuencia (Hz) — 15
   b. Filtro de baja frecuencia (Hz) — 0.1
5. Oximetría:
   a. Tasa de muestreo deseable (Hz) — 25
   b. Tasa de muestreo mínimo (Hz) — 10
6. Flujo aéreo, presión nasal, presión esofágica y movimientos torácico/abdominal:
   a. Tasa de muestreo deseable (Hz) — 100
   b. Tasa de muestreo mínimo (Hz) — 25

Puntuación de las etapas de sueño: consideraciones generales

1. Los datos de la PSG son divididos en períodos de tiempo 30-segundos o épocas. La velocidad del papel del estudio de sueño estándar es 10 mm/segundo (30 cm por página de época).
2. La identificación de actividad convulsiva se incrementa aumentando la velocidad del papel a ≥ 15 mm por segundo (preferiblemente 30 mm por segundo), o tasas de muestreo EEG digitales adecuadas.
3. A cada época se asigna una etapa única de sueño que comprende el mayor porcentaje de la época.

Puntuación de las etapas de sueño adulto

1. Etapa W:
   a. > 50% de época tiene ondas EEG alfa sobre la región occipital con ojos cerrados.
   b. Si las ondas alfa están ausentes, la presencia de cualquiera de los siguientes:
      i. Parpadeo ocular vertical conjugado (0.5-2 Hz).
      ii. Movimientos oculares de lectura (movimientos lentos conjugados seguidos por movimientos rápidos en la dirección opuesta).
      iii. Movimientos de apertura ocular voluntarios rápidos.
   c. Usualmente tono EMG alto en el mentón.
2. Etapa N1:
   a. Las ondas alfa EEG son reemplazadas por ondas de bajo voltaje, frecuencia mixta(4-7 Hz) que ocupan > 50% de la época.
   b. En personas que no generan ondas alfa, el inicio de :
      i. Ondas de 4-7 Hz con enlentecimiento de la actividad previa EEG por ≥ 1 Hz comparada con la etapa W.
      ii. Ondas agudas del vértex con duración de < 0.5 segundos. Máximas sobre la región central.
      iii. Presencia de movimientos oculares lentos. No movimientos oculares rápidos.
   c. Ausencia de complejos K y husos de sueño.
   d. Los niveles tónicos de EMG en mentón son típicamente menores que durante la vigilia relajada.
3. Etapa N2:
   a. El inicio de la etapa N2 se define por la presencia de complejos K (no asociados con despertares) o husos de sueño durante la 1ª mitad de la época o durante la última mitad de la época anterior si los criterios para la etapa N3 están ausentes.
   b. La continuación de la etapa N2 se define por la presencia de ritmos EEG de frecuencia mixta, de baja amplitud, y si la época contiene, o es precedida, por complejos K (no asociados con despertares) o husos de sueño.

4. Etapa N3:
   a. ≥ 20% de la época está ocupada por actividad EEG de onda lenta (0.5-2 Hz y > 75 μV) sobre las regiones frontales.
5. Etapa R:
   a. Presencia de todos los siguientes:
      i. EEG: Actividad de frecuencia mixta y baja amplitud.
      ii. EOG: movimientos oculares rápidos.
      iii. EMG del mentón: Bajo tono (el nivel más bajo en el estudio o al menos no más alto que en las otras etapas de sueño).
   b. La continuación de la etapa R se define por la presencia de actividad EEG de frecuencia mixta, de baja amplitud, bajo tono EMG en el mentón, y no complejos K o husos de sueño en épocas que pueden contener movimientos oculares rápidos o que están precedidas por etapa R.
6. Movimientos corporales mayores:
   a. Presencia de movimiento o artefacto muscular que oscurece el EEG por > 50% de la época.
      i. Una época con un movimiento corporal mayor se puntúa con la misma etapa de la época que la sigue, sino se puntúa como etapa W si el ritmo alfa está presente o si está precedida o seguida, por una época de etapa W.

Porcentaje de etapas de sueño en un adulto
1. Regla 50%-50% :
   a. 50% para N1 (5%) y N2 (45%).
   b. 50% para N3 (25%) y MOR (25%).
2. El período desde las etapas No MOR 1-3 al sueño MOR se llama un ciclo de sueño. Hay comúnmente 3-5 ciclos de sueño No MOR-MOR durante la noche, cada uno ocurriendo cada 90-120 minutos en adultos.
3. Sueño N3 predomina en la 1ª mitad de la noche mientras que el porcentaje de sueño MOR es mayor durante la 2ª mitad de la noche.
4. Sueño normal en un adulto se caracteriza por latencia de sueño corto (< 15 minutos), eficiencia alta de sueño (> 95%), y pocos y relativamente breves despertares. El sueño típicamente entra a través de sueño No MOR.

Puntuación de etapas de sueño pediátrico
1. Estas reglas se aplican a infantes ≥ 2 meses postérmino.
2. Etapa W:
   a. > 50% de la época contiene alfa o ritmo EEG posterior dominante.
3. Etapa N1:
   a. Se reemplaza el alfa o ritmo EEG posterior dominante por ondas de frecuencia mixta (4-7 Hz) de baja amplitud que ocupan > 50% de la época.
   b. En aquellos en quienes no se genera un ritmo posterior dominante, el inicio de:
      i. Ondas de 4-7 Hz con enlentecimiento de la actividad previa por ≥ 1-2 Hz comparada con la etapa W.
      ii. Ondas agudas del vértex.
      iii. Movimientos oculares lentos.
      iv. Actividad rítmica anterior theta.
      v. Hipersincronía hipnagógica
      vi. Actividad difusa o rítmica de alta amplitud predominante occipital de 3-5 Hz.
4. Etapas N2, N3 y R:
   a. Reglas de puntuación iguales a las de los adultos.
5. Etapa N (No MOR):
   a. Si complejos K, husos de sueño y actividad de ondas lentas están ausentes en todas las épocas del sueño No MOR.

Puntuación del sueño en infantes recién nacidos
1. Puntuación del sueño en recién nacidos también sigue el abordaje como "época" utilizando comportamiento, respiración, datos de EEG, EOG y EMG.
2. El sueño se clasifica bien sea, como sueño MOR activo o sueño tranquilo. El término "sueño intermedio" se utiliza cuando las épocas no cumplen completamente criterios para sueño activo o tranquilo.
3. Etapa despierto:
   a. Comportamiento: Ojos abiertos, movimientos visibles y vocalizaciones.
   b. Respiración: Variable.
   c. EEG: Patrón de ondas mixtas lentas (theta) con ocasionales ondas beta y delta.
   d. EOG: Movimientos oculares de vigilia.
   e. EMG: Tono muscular sostenido con brotes de actividad física.
4. Estado de sueño MOR activo:

a. Comportamientos: Ojos cerrados, movimientos visibles (muecas faciales, sonrisas o movimientos del cuerpo y extremidades) y vocalizaciones.
   b. Respiración: Irregular.
   c. EEG: Patrón irregular de bajo voltaje o patrón mixto.
   d. EOG: Positivo.
   e. EMG: Bajo.
5. Etapa sueño tranquilo:
   a. Comportamiento: Ojos cerrados y no movimientos corporales.
   b. Respiración: Regular.
   c. EEG: Patrón lento de alto voltaje, patrón de trazado alternante o mixto.
   d. EOG: Negativo.
   e. EMG: Alto.
6. Definiciones:
   a. *Respiración* se clasifica bien sea, regular o irregular.
      i. Regular: Frecuencia varía < 20 respiraciones por minuto.
      ii. Irregular: Frecuencia varía > 20 respiraciones por minuto.
   b. *EEG* se clasifica como:
      i. Patrón lento de alto voltaje: Ondas continuas, de mediana a alta amplitud (50-150 μV). Frecuencias desde 0.5-4 Hz. Presentes durante el sueño tranquilo.
      ii. Patrón irregular de bajo voltaje: Ondas de baja amplitud (14-35 μV). Frecuencias desde 5-8 Hz. Presente durante el sueño MOR activo.
      iii. Patrón de trazado alternante: Brotes de ondas lentas (0.5-3 Hz) de alta amplitud, ondas rápidas de baja amplitud y ondas agudas (2-4 Hz) que duran varios segundos intercalados con períodos de relativa quietud (ondas de frecuencia mixta) que duran 4-8 segundos. Presente durante el sueño tranquilo.
      iv. Patrón mixto: Ondas de alto y bajo voltaje. Presente durante ambos, sueño tranquilo y sueño MOR activo.
   c. *EOG* se clasifica bien sea positivo o negativo.
      i. Positivo – Movimientos oculares rápidos están presentes.
      ii. Negativo – No movimientos oculares rápidos.
   d. *EMG* se clasifica bien sea como

actividad tónica alta o baja.
      i. Alta: Actividad tónica que ocupa > de la mitad de la época.
      ii. Baja: Actividad tónica que ocupa < de la mitad de la época.

Puntuación de los despertares
1. Cambio de frecuencia EEG abrupta (por ej. , alfa, theta o frecuencias >16 Hz pero no husos) que dura $\geq$ 3 segundos y precedida por $\geq$ 10 segundos de sueño No MOR o MOR estables. Adicionalmente, los despertares del sueño MOR deben estar acompañados por un incremento en el EMG del mentón que son de $\geq$ 1 segundo en duración.

Puntuación de eventos respiratorios en adultos
1. Apnea:
   a. Disminución en la amplitud pico del sensor térmico en $\geq$ 90% de la línea de base durante $\geq$ 10 segundos.
   b. Eventos pueden ser obstructivos, centrales o mixtos.
      i. Obstructivo: Esfuerzo inspiratorio presente a lo largo de todo el evento.
      ii. Central: Esfuerzo inspiratorio ausente a lo largo de todo el evento.
      iii. Mixto: Ausencia del esfuerzo inspiratorio en la parte inicial del evento seguido por esfuerzo inspiratorio.
2. Hipopnea:
   a. Disminución en la presión nasal en $\geq$ 30% de la línea de base de duración $\geq$ 10 segundos acompañada de desaturación de $O_2 \geq 4\%$.
3. Despertar relacionado con esfuerzo respiratorio:
   a. Respiraciones asociadas con incremento del esfuerzo respiratorio o aplanamiento de la onda de presión nasal con duración $\geq$ 10 segundos. Evento precede un despertar. No cumple criterios para apnea o hipopnea.
4. Hipoventilación:
   a. $\geq$ 10 mmHg incremento en $PaCO_2$ durante el sueño comparado con valores en vigilia y en supino.
5. Respiración de Cheyne Stokes:
   a. $\geq$ 3 ciclos consecutivos de amplitud crescendo-decrescendo en la respiración *más* cualquiera:

i. Duración de RCS de $\geq$ 10 minutos consecutivos, o
ii. $\geq$ 5 apneas centrales /hipopneas por hora de sueño.

Puntuación de eventos respiratorios en pediatría

1. Estas reglas se aplican a niños < 18 años de edad.
2. Apnea:
   a. $\geq$ 90% caída en la amplitud de la señal que tiene una duración de $\geq$ 2 respiraciones perdidas.
   b. Los eventos pueden ser bien sea obstructivos, centrales o mixtos.
3. Hipopnea:
   a. $\geq$ 50% reducción en la amplitud de la presión nasal comparada con la línea de base, asociada con microdespertar, despertar, o $\geq$ 3% desaturación de oxígeno, que tiene una duración de $\geq$ 2 respiraciones perdidas.
4. Despertar relacionado con esfuerzo respiratorio
   a. Cuando se utiliza un sensor de presión nasal: Reducción en la señal del sensor menos del 50% de los niveles basales, asociado con aplanamiento de la forma de la onda, ronquido, incremento en $PtcCO_2$ o $PetCO_2$, o incremento visible en el trabajo para respirar que tiene una duración de $\geq$ 2 ciclos respiratorios.
   b. Cuando se utiliza un sensor de presión esofágica: Incremento progresivo en el esfuerzo inspiratorio acompañado de ronquido, incremento en el $PtcCO_2$ o $PetCO_2$, o incremento visible en el trabajo para respirar que tiene una duración de $\geq$ 2 ciclos respiratorios.
5. Hipoventilación:
   a. $PtcCO_2$ o $PetCO_2$ > 50 mmHg en > 25% del TTS.
6. Respiración periódica:
   a. > 3 episodios de apneas centrales con duración de > 3 segundos separados por $\leq$ 20 segundos de respiración normal.

Puntuación de eventos de movimientos

1. Activación muscular alternante de piernas:
   a. $\geq$ 4 brotes EMG, 0.5-3 Hz en frecuencia, alternos entre las piernas con duración de 100-500 mseg.
2. Bruxismo:
   a. Incremento en actividad EMG que está $\geq$ 2 veces por encima del tono EMG previo, separados por $\geq$ 3 segundos de EMG estable. Episodios son bien sea, breves o sostenidos.
      i. Episodios breves (0.25-2 segundos en duración que ocurren en una secuencia de $\geq$ 3 episodios).
      ii. Episodios sostenidos (> 2 segundos en duración).
   b. $\geq$ 2 episodios de bruxismo audible por noche.
3. Mioclonía fragmentaria excesiva:
   a. $\geq$ 5 brotes EMG (cada uno con una duración máxima usual de 150 mseg) por minuto que ocurren durante $\geq$ 20 min del sueño No MOR.
4. Temblor hipnagógico del pié:
   a. $\geq$ 4 brotes EMG, 0.3-4 Hz de frecuencia, con duración de 250-1000 mseg.
5. Movimientos periódicos de extremidades en el sueño:
   a. $\geq$ 4 movimientos consecutivos de las piernas, cada uno de 0.5-10 segundos de duración con una amplitud $\geq$ 8 μV por encima del EMG de reposo. Longitud de los períodos es de 5-90 segundos entre los inicios de los movimientos consecutivos.
   b. Movimientos de piernas en piernas diferentes se cuentan como 1 movimiento si ellos están separados por < 5 segundos entre los inicios de los movimientos
6. Trastorno de comportamiento del sueño MOR:
   a. Bien sea actividad muscular EMG del mentón sostenida, o actividad muscular EMG de extremidades o mentón transitoria excesiva, o ambas, durante el sueño MOR.
7. Trastorno de movimiento rítmico:
   a. $\geq$ 4 movimientos individuales, cada uno con frecuencia de 0.5-2 Hz y una amplitud $\geq$ 2 veces por encima del tono EMG de reposo.

Definiciones de parámetros polisomnográficos

1. Índice de apnea (IA): Número de apneas por hora de sueño.
2. Índice Apnea-hipopnea (IAH): Número de apneas más hipopneas por hora de sueño.
3. Alfa-delta: Ondas alfa que ocurren durante el sueño N3.

4. Índice de despertares: Número de despertares por hora de sueño.
5. Hora de acostarse: Hora cuando la persona va a la cama e intenta dormirse.
6. Despertar final: Hora a que la persona se despierta definitivamente.
7. Luces apagadas (LO): Hora a la que se comienza el registro de sueño.
8. Luces encendidas (LOn): Hora a la que se finaliza el registro de sueño.
9. Índice de desaturación de oxígeno (IDO): Número de eventos de desaturación de O_2 por hora de sueño.
10. Índice de movimiento periódico de extremidades (IMPE): Número de movimientos periódicos de extremidades por hora de sueño.
11. Latencia para el sueño MOR (LS MOR): Tiempo en minutos desde el inicio del sueño hasta la primera época de sueño MOR. [Aproximadamente 60-120 minutos en adultos saludables].
12. Eficiencia de sueño (ES): Relación de TTS sobre TEC [(TTS X 100)/TEC].
13. Latencia de inicio de sueño (LIS): Tiempo desde luces apagadas al inicio de sueño (por ej., primera época de cualquier etapa de sueño). [< 15-30 minutos en adultos saludables].
14. Período de inicio de sueño MOR (SOREMP): Ocurrencia de sueño MOR entre 10-15 min de inicio del sueño.
15. Tiempo en cama (TEC): Duración de monitoreo entre "luces apagadas" a "luces encendidas".
16. Tiempo total de sueño (TTS): Suma de todas las etapas de sueño (Etapas 1-3 del sueño No MOR más sueño MOR) en minutos.
17. Tiempo despierto después del inicio de sueño (WASO) – Tiempo que se pasa despierto desde el inicio de sueño hasta el despertar definitivo.

Artefactos

1. Los artefactos son registros no deseados durante la PSG que aparecen bien sea por colocación defectuosa de los electrodos, aparatos de monitoreo o amplificadores defectuosos, o contaminación por variables fisiológicas o ambientales.
2. Los artefactos pueden ser generalizados (afectan varios o a la mayoría de canales) o localizados (limitados a un único canal).
   a. Artefactos generalizados sugieren un electrodo de referencia defectuoso que es común a los canales afectados.
   b. Artefactos localizados sugieren un defecto en el electrodo específico per sé.

5 Artefactos PSG importantes y estrategias para manejarlos

1. Interferencia 60 Hz :
   a. Trazado denso, EEG en forma cuadrada.
   b. Debido a (a) interferencia por actividad eléctrica 60 Hz de las líneas de potencia, (b) impedancia alta y desigual del electrodo, o (c) falla de cable.
   c. Medida/s correctiva/s:
      i. Colocación fija de electrodos o cambio de cables.
      ii. Utilice el filtro 60 Hz como último recurso.
2. Salto de electrodos:
   a. Deflexiones súbitas, agudas, de alta amplitud.
   b. Debido a (a) jalón de los cables de los electrodos de la piel por movimientos corporales o la respiración, (b) el paciente yace sobre el electrodo, (c) colocación defectuosa de los electrodos, o (d) resecamiento del gel del electrodo.
   c. Medida/s correctiva/s:
      i. Colocación fija de electrodos o cambio de cable.
      ii. Aplicar más gel a los electrodos.
3. Artefacto EMG :
   a. Descargas debido al alto tono EMG.
   b. Medida/s correctiva/s:
      i. Colocación fija de electrodos o cambio de cable.
4. Ojo protésico (artefacto "ojo de vidrio"):
   a. No movimientos en el ojo enucleado.
5. Artefacto de sudoración:
   a. Movimientos lentos ondulantes que son sincrónicos con la respiración.
   b. Debido a alteraciones en los potenciales de los electrodos por la sal en el sudor.
   c. Medida/s correctiva/s:
      i. Disminuya la temperatura de la habitación.

Conociendo los test

Escala de somnolencia de Epworth

1. Cuestionario de ocho ítem que mide la propensión general de una persona a quedarse dormida en varias situaciones en momentos recientes:
   a. Sentado y leyendo.
   b. Viendo televisión.
   c. Sentado e inactivo en un sitio público.
   d. Como un pasajero en un carro durante una hora sin interrupción.
   e. Descansando en la tarde.
   f. Sentado y hablando con alguien.
   g. Sentado tranquilamente después de un almuerzo sin ingesta de alcohol.
   h. En un carro que se detiene por unos pocos minutos en el tráfico.
2. Probabilidades de dormirse: 0 (nunca), 1 (probabilidad leve), 2 (probabilidad moderada) o 3 (probabilidad alta).
3. Puntaje en conjunto: 0-9 (normal), ≥ 10 (somnolencia presente; se recomienda evaluación de médico especialista en sueño).
4. Puntos claves:
   a. Correlación entre ESE, TLMS y TMA es pobre.
   b. $\uparrow$ puntaje de ESE en personas con AOS. El puntaje mejora con terapia efectiva de AOS.

Escala de somnolencia de Stanford

1. Medición subjetiva de siete puntos de la percepción de la somnolencia en un momento determinado, que va desde "completamente despierto, vital y alerta" a "incapaz de mantenerse despierto con inicio de sueño inminente".

Test de latencia múltiple del sueño

1. Una medición objetiva de la tendencia fisiológica a quedarse dormido en situaciones silenciosas.
2. Indicado para la evaluación de SDE inexplicada, o sospecha de narcolepsia, y para distinguir entre narcolepsia e hipersomnio idiopático.
3. Consideraciones técnicas:
   a. Debe mantenerse duración adecuada de sueño y horarios regulares de sueño-vigilia durante $\geq$ 1-2 semanas previas al TLMS.
   b. Medicamentos que pueden afectar la LIS y el sueño MOR (por ej., estimulantes, hipnóticos, sedantes, supresores de sueño MOR y opioides) deberían descontinuarse por ≥ 2 semanas (o ≥ 5 veces la vida media del medicamento y su metabolito activo de mayor duración) antes del estudio.
   c. Una PSG nocturna debe realizarse inmediatamente antes de un TLMS para excluir otras causas de SDE (por ej., AOS o TMPE). Un TLMS no debe hacerse después de una PSG de noche partida-dividida.
   d. Debe haber habido una duración adecuada de sueño nocturno (≥ 6 horas) durante la PSG precedente.
   e. Si está presente, la AOS, debe ser tratada adecuadamente antes de realizar un TLMS.
   f. Si el paciente utiliza CPAP para la AOS, debe utilizarse durante la PSG y el TLMS.
   g. El estudio consiste de 4-5 oportunidades de hacer siesta. Cada intento de siesta dura 20 minutos, se realiza cada 2 horas aproximadamente a las 1.5-3 horas después de haberse despertado del estudio de sueño de la noche previa.
   h. Se deben suspender cigarrillo y actividades estimulantes antes de cada intento de siesta. Debe evitarse cafeína y actividad física vigorosa durante el día del estudio.
   i. Un tamizaje urinario de medicamentos se debe realizar durante el día de la prueba.
   j. Se realizan biocalibraciones estándar

antes y después de cada intento de siesta.

k. Durante la prueba, se le pide al paciente que se acueste en una posición confortable, en una habitación tranquila, silenciosa, oscura, que cierre sus ojos y trate de quedarse dormido.

l. Derivaciones estándar incluyen EEG, EOG, EMG de mentón y ECG.

m. LIS se define como el tiempo desde luces apagadas hasta el inicio del sueño (por ej., 1ª época de cualquier etapa de sueño para el TLMS clínico). Si no ocurre sueño durante un intento de siesta, su LIS se registra como 20 minutos. Adicionalmente, la ocurrencia de SOREMPs (> 15 segundos de sueño MOR en una época de 30-segundos) se determina para cada intento de siesta. LS MOR es el tiempo desde la 1ª época de sueño al comienzo de la 1ª época de sueño MOR.

n. El intento de siesta se termina después de 20 minutos si no se registró sueño. Si se registró sueño la prueba se continúa durante 15 minutos adicionales para permitir que el sueño MOR ocurra. La prueba se suspende después de la 1ª época de sueño MOR inequívoco.

o. Se le pide al paciente que se levante de la cama y permanezca despierto entre los intentos de siesta.

p. Se puede considerar una prueba más corta de 4 siestas si ≥ 2 SOREMPs ya han ocurrido durante los intentos de siesta previos, y si la media de LIS es anormal.

4. Lo más destacado de la prueba:

a. LIS tiende a ser más corta durante la 3ª(medio día) y 4ª(temprano en la tarde) siestas y más prolongada en la 5ª (tarde en la tarde)siesta.

b. LIS promedio corta sugiere la presencia de SDE.

   i. Promedio de las latencias de sueño (promedio +/-SD [minutos]):

      1. Controles normales,TLMS de 4-siestas: 10 +/- 4

      2. Controles normales, TLMS de 5-siestas: 11 +/- 5

      3. Narcolepsia: 3 +/- 3

      4. Hipersomnio idiopático: 6 +/- 3

   ii. Una LIS corta está presente en más de 15-30% de los individuos normales. Otras causas de una LIS

corta incluyen DS, TFRS, AOS, TMPE, suspensión aguda de agentes estimulantes, y uso de agentes hipnóticos de larga acción en la noche precedente al TLMS.

   iii. Parámetros normativos del TLMS no están bien establecidos para niños de < 8 años de edad.

c. Propensión para el sueño MOR es mayor durante la 1ª siesta.

   i. Causas de SOREMPs incluyen narcolepsia, AOS, TFRS, retiro de supresores de MOR, suspensión de alcohol, depresión y DS. SOREMPs están presentes en 1-3% de los adultos normales saludables.

Test de mantenimiento de alerta

1. Una medición objetiva de habilidad de una persona para mantenerse despierta en situaciones silenciosas por un período especificado de tiempo.

2. Indicado para evaluar la habilidad del individuo para mantenerse despierto, y para evaluar respuesta al tratamiento a SDE.

3. Consideraciones técnicas:

a. Consiste de 4 oportunidades de siesta realizadas a intervalos de 2 horas. Se recomienda un protocolo de 40 minutos para cada siesta. El 1er intento de siesta se comienza cerca de 1.5-3 hrs después del tiempo habitual de la persona para despertarse.

b. La necesidad de una PSG previa a TMA debe individualizarse y ser definida por la clínica del paciente.

c. Durante cada intento de siesta, se le pide a la persona que se siente en la cama en posición semireclinada y en una habitación oscura, tranquila. Se le instruye que trate de permanecer despierta durante el test. No se permiten maniobras para permanecer despierta (por ej., cantar) durante los intentos de siesta.

d. Se deben evitar el uso de tabaco, cafeína y agentes estimulantes durante el día de la prueba. Se debe considerar tamizaje de medicamentos.

e. Se realizan biocalibraciones estándar antes y después de cada intento de siesta.

f. Derivaciones estándar incluyen EEG, EOG y EMG de mentón.

g. El intento de siesta se termina si:

i. Sueño inequívoco ocurre (por ej., 3 épocas consecutivas de sueño N1, o 1 época de cualquier otra etapa de sueño); o
ii. No se registra sueño después de 40 minutos.

4. LIS se define como el tiempo desde luces apagadas a la primera época de sueño (inicio de sueño) para cada siesta. LIS se correlaciona con la habilidad de permanecer despierto.
   a. LIS promedio < 8 minutos se considera anormal.
   b. LIS promedio > 8 minutos pero < 40 minutos es de significancia incierta.
   c. LIS promedio = 40 minutos se considera normal. Esto puede proveer una expectativa apropiada para los individuos que requieren el nivel más alto de alerta por seguridad.

5. Dato: El TMA es menos sensible que el TLMS en la medición de somnolencia.

Actigrafía

1. Una técnica para determinar los períodos de inactividad (descanso o sueño) o actividad utilizando sensores que pueden detectar movimiento.

2. Los movimientos son detectados utilizando acelerómetros que son típicamente colocados en la muñeca. Los datos se pueden registrar por períodos de varios días a semanas.

3. Los datos de movimientos son sumados para una época específica de tiempo, y cada época es puntuada bien sea como "activa" o "inactiva" basada en umbrales predeterminados para recuentos de actividad.

4. Los datos que se pueden obtener con la actigrafía incluyen el tiempo total de vigilia, TTS, LIS (si se utiliza con un monitor de eventos para marcar la hora cuando la persona desea quedarse dormida) y WASO.

5. La actigrafía está indicada para la evaluación de ciertos trastornos del ritmo circadiano de sueño y su respuesta a la terapia. También se puede considerar como ayuda en el diagnóstico de insomnio, particularmente insomnio paradójico.

6. El monitoreo de actigrafía debe incluir ≥ 3 períodos consecutivos de 24-horas.

7. Las tres características más importantes de la actigrafía.
   a. Es mejor en la medición del TTS que en la identificación de la LIS.
   b. Grado de correlación entre PSG y actigrafía para TTS, tiempo total de vigilia, y continuidad del sueño es mayor entre dormidores normales que en personas con insomnio o trastornos de sueño.
   c. La PSG tiende a detectar más tiempo de sueño comparada con la actigrafía en ambos, dormidores normales y en personas con insomnio.

Estilos de arquitectura del sueño

En esta sección
Patrones generales de arquitectura del sueño
Patrón de arquitectura de alto ingreso de sueño
Patrón de arquitectura de bajo ingreso de sueño
Patrones circadianos del ritmo de sueño
Otros factores que afectan la arquitectura del sueño
Factores que afectan el sueño MOR

Patrones generales de arquitectura del sueño
1. Hay 3 patrones generales de características PSG llamados:
   a. Patrón de alto ingreso de sueño: ↓ LIS, ↑ ES, ↑ TTS y ↓ WASO.
   b. Patrón de bajo ingreso de sueño: ↑ LIS, ↓ ES, ↓ TTS y ↑ WASO.
   c. Patrones circadianos del ritmo de sueño: Arquitectura del sueño variable dependiendo de si la PSG se realiza durante el horario convencional o habitual de sueño.
2. Patrón de alto ingreso de sueño se asocia con:
   a. Deprivación de sueño.
   b. Trastornos que se presentan con SDE.
   c. Medicamentos sedantes.
3. Patrón de bajo ingreso de sueño se asocia con:
   a. Trastornos que se presentan con insomnio.
   b. Medicamentos estimulantes.

Trastornos del sueño con patrón de arquitectura de alto ingreso de sueño
1. Narcolepsia.
   a. No obstante, ↓ ES, ↓ TTS y ↑ WASO en algunas personas.
2. Hipersomnio recurrente.
   a. No obstante, ↓ ES y ↑ WASO.
3. Hipersomnio idiopático.
   a. TTS puede estar normal en hipersomnio idiopático del tipo "sin tiempo largo de sueño".
4. Síndrome de sueño insuficiente inducido comportamentalmente.

Trastornos del sueño con patrón de arquitectura de bajo ingreso de sueño
1. Insomnio.
   a. Insomnio de ajuste.
   b. Insomnio sicofisiológico. Arquitectura de sueño puede ser normal (efecto contrario de primera noche, con mejor sueño que el usual durante la 1ª noche en el laboratorio de sueño).
   c. Insomnio idiopático.
   d. Higiene inadecuada del sueño.
   e. Excepciones a la regla:
      i. Insomnio paradójico: LIS normal y TTS > 6.5 horas a pesar de reportes subjetivos de poco o nada sueño.
      ii. Trastorno de ajuste de límites del sueño: arquitectura del sueño normal.
      iii. Insomnio de asociación al inicio del sueño: ↑ LIS y ↑ WASO en ausencia de las circunstancias deseadas. TTS y calidad normal del sueño, cuando las asociaciones requeridas se cumplen.
2. AOS. ↓ LIS (en algunos).
3. Síndrome de piernas inquietas.
4. Trastorno de movimiento periódico de extremidades. ↓ LIS (en algunos si no se acompaña de SPI).
5. Trastorno del sueño ambiental (cuando la PSG se realiza en el hogar de la persona).
   a. PSG realizada en el laboratorio de sueño: arquitectura normal de sueño.
6. Trastornos médicos, neurológicos o siquiátricos:
   a. Asma.
   b. EPOC.
   c. Enfermedad restrictiva pulmonar.
   d. Fibromialgia.
   e. RGE relacionado con el sueño.
   f. Epilepsia relacionada con el sueño.
   g. Cefaleas relacionadas con el sueño.
   h. Depresión mayor.
   i. Trastorno maníaco.
   j. Trastorno de ansiedad.
   k. Esquizofrenia (descompensación sicótica aguda).
   l. Trastorno de personalidad (trastorno obsesivo-compulsivo).

Patrones circadianos del ritmo de sueño

1. Trastorno de fase retardada del sueño.
   a. Cuando la PSG se realiza durante el horario convencional de sueño: ↑ LIS y ↓ TTS.
   b. Cuando la PSG se realiza durante el horario habitual de sueño: Arquitectura normal de sueño.
2. Trastorno de fase avanzada del sueño.
   a. Cuando la PSG se realiza durante el horario convencional de sueño: ↓ o LIS normal, ↓ TTS, y hora de despertar temprano.
   b. Cuando la PSG se realiza durante el horario habitual de sueño: Arquitectura normal de sueño.
3. Ritmo irregular de sueño-vigilia.
   a. PSG de 24-horas realizada en varios días: patrón desorganizado y variable de sueño y vigilia.
4. Trastorno de sueño no alineado.
   a. PSG realizada a una hora fija diariamente por varios días: Progresivamente ↑ LIS y ↓ TTS.
   b. ES normal.
5. Jet lag.
   a. ↓ ES y ↑ WASO.
   b. Viaje hacia el este: ↑ LIS (con hora habitual de acostarse en el destino).
   c. Viaje hacia el oeste: ↓ LIS (con hora habitual de acostarse en el destino).
6. Trastorno del sueño asociado al trabajo por turnos.
   a. ↓ ES y ↑ WASO.

Otros factores que afectan la arquitectura del sueño

1. Envejecimiento: ↓ N3.
2. Recuperación de DS: ↑ N3 y ↑ R.
3. Uso de antidepresivos: ↑ LS MOR y ↓ R.
4. "Efecto de primera noche" (durmiendo en situaciones no familiares): ↓ N3 y ↓ R.

Factores que afectan el sueño MOR

1. ↑ LS MOR.
   a. Avance en la hora de acostarse o efecto de primera noche.
   b. Alcohol (uso).
2. ↓ LS MOR.
   a. Alcohol (Suspensión).
   b. Retraso en la hora de acostarse, incluyendo TFRS.
   c. Depresión.
   d. Narcolepsia (SOREMPs).
   e. Adultos normales saludables (en 1-3%).
   f. AOS (secundario a DS).
   g. DS (especialmente deprivación del sueño MOR).
   h. Esquizofrenia.
   i. Suspensión súbita de agentes supresores del MOR.

Nemotecnia farmacológica

En esta sección
Generalidades
Antidepresivos
Agentes hipnóticos
Estimulantes
Antisicóticos
Opioides
Abuso de drogas
Medicamentos comunes y sustancias que pueden causar insomnio
Medicamentos comunes y sustancias que pueden causar sedación
Medicamentos comunes que pueden causar o empeorar SPI o TMPE
Medicamentos comunes que pueden causar o empeorar TCM
Medicamentos comunes que pueden causar o empeorar sueños anormales o pesadillas
Medicamentos comunes que afectan el sueño No MOR
Medicamentos comunes que afectan el sueño MOR

Generalidades
1. Medicamentos que pueden ser sedantes ($\downarrow$ LIS, $\uparrow$ ES, $\downarrow$ WASO y $\uparrow$ TTS [patrón de alto ingreso de sueño]) o alertizante ($\uparrow$ LIS, $\downarrow$ ES, $\downarrow$ TTS y $\uparrow$ WASO [patrón de bajo ingreso de sueño]), o ambos, como una acción directa, reacción adversa o efecto por suspensión.

Antidepresivos
1. $\uparrow$ N3, $\uparrow$ LS MOR y $\downarrow$ R.
2. Descontinuación súbita puede causar rebote de sueño MOR. IMAOs son los inhibidores más potentes del MOR.
   a. Excepciones a esta regla:
      i. Aumento en sueño MOR: Bupropión y nefazodona.
      ii. No cambio en el sueño MOR: Mirtazapina y trimipramina.
      iii. Efecto inconsistente sobre el sueño MOR: Trazodona.
      iv. Disminución o no cambio en N3 (en algunos): ISRS, IMAO.
3. ISRSs pueden causar movimiento lento de ojos durante el sueño No MOR (llamados "ojos de Prozac").
4. ISRSIs pueden ser ambos, sedantes o alertizantes. Fluvoxamina y paroxetina están entre los más sedantes. Citalopram y fluoxetina son alertizantes.
5. La trazodona puede causar hipotensión postural y priapismo.
6. La protriptilina aumenta el tono muscular de la VA.
7. Los ATCs están asociados con efectos adversos anticolinérgicos (visión borrosa, constipación, boca seca, hipotensión ortostática, taquicardia y retención urinaria).
   a. ATCs sedantes: Amitriptilina, doxepina e imipramina.
   b. ATCs alertizantes: Protriptilina.
8. Antidepresivos pueden inducir o empeorar SPI o TMPE. Excepción a esta regla: Bupropión.
9. ISRSs pueden inducir TCM.

Agentes hipnóticos
1. Los barbitúricos, agonistas del receptor de BZ e hidrato de cloral actúan vía el complejo receptor GABA. Ellos son sedantes (patrón de alto ingreso de sueño).
2. Los agonistas del receptor de BZ también disminuyen N3 y sueño MOR. El rebote de sueño MOR (con pesadillas) puede ocasionarse durante la suspensión del medicamento.
   a. Excepción a esta regla: Eszopiclone, zaleplón y zolpidem tienen mínimos efectos sobre N3 y sueño MOR.
3. El insomnio de rebote que sigue a la descontinuación de BZ es más severo con los agentes de corta acción comparado con los agentes de más larga acción.
4. Las BZ pueden incrementar ambos, la densidad de los husos (12-14 Hz) y "seudohusos" (14-18 Hz).
5. Los barbitúricos y BZ pueden empeorar el ronquido y la AOS.

Estimulantes
1. Alertizantes (patrón de bajo ingreso de sueño).También $\downarrow$ N3 y $\downarrow$ R.

2. La suspensión puede llevar a SDE (↓ LIS y ↑ TTS) y ↑ R (rebote del sueño MOR).
3. Mecanismos de acción:
   a. Aumento en la disponibilidad sináptica de transmisores monoamino, dopamina, serotonina y norepinefrina (anfetamina, cocaína y metilfenidato).
   b. Antagonista del receptor de adenosina e inhibición de fosfodiesterasa (cafeína).
   c. Aumento en la neurotransmisión cortical colinérgica (nicotina).
   d. Alteración de la neurotransmisión de hipocretina, dopamina, GABA e histamina (modafinil).
4. Modafinil está indicado en la SDE secundaria a narcolepsia y TSATT. También se usa para la somnolencia residual en personas con AOS que están siendo tratados con terapia PAP.
5. Pemoline, un estimulante agonista de dopamina, ha sido retirado del mercado debido a preocupaciones referentes a falla hepática fatal.

Antisicóticos
1. Generalmente sedantes (patrón de alto ingreso de sueño) y ↓ R.
   a. Los más sedantes: Clorpromacina, clozapina, olanzapina, quetiapina y tioridazina.
2. Cambios en la arquitectura del sueño:
   a. ↑ LS MOR: Clorpromacina, haloperidol, olanzapina y tiotixeno.
   b. No cambios en la LS MOR: Risperidona y quetiapina.
   c. ↑ N3: Olanzapina., risperidona y tioridazina.
   d. No cambios en N3: Quetiapina y tiotixeno.
   e. ↓ N3: Clozapina.

Opioides
1. Generalmente sedantes (patrón de alto ingreso de sueño).
2. Características PSG durante el uso de los opioides incluyen ↓ N3 y ↓ R.
3. Se pueden presentar insomnio y pesadillas durante la descontinuación de los opioides.
4. Ellos pueden empeorar la AOS, pero mejoran los síntomas de SPI.

Abuso de drogas
1. Cocaína:
   a. Uso: ↓ TTS y ↓ R.
   b. Suspensión (aguda): ↑ TTS y ↑ R.
2. Heroína: ↓ TTS, ↓ N3 y ↓ R.
3. Marihuana (tetrahidrocannabinol [THC]):
   a. Bajas dosis (sedante): ↑ TTS, ↑ N3 y leve ↓ R.
   b. Altas dosis (alucinatorio): ↓ N3 y ↓ R.
   c. Suspensión: ↑ LIS, ↓ TTS y ↑ R (rebote).

Medicamentos comunes y sustancias que pueden causar insomnio
1. Alcohol (desde la suspensión).
2. Agentes anorexígenos.
3. Antidepresivos.
   a. Bupropión.
   b. Fluoxetina.
   c. Protriptilina.
   d. Venlafaxina.
4. Antihipertensivos.
   a. Metoprolol.
   b. Propanolol.
5. Medicamentos antiparkinsonianos.
   a. Levodopa (altas dosis).
6. Broncodilatadores.
   a. Albuterol.
   b. Teofilina.
7. Descongestionantes.
   a. Fenilpropanolamina.
   b. Seudoefedrina.
8. Nicotina.
9. Esteroides.
   a. Prednisona.
10. Estimulantes.
    a. Cafeína.
    b. Cocaína.
    c. Dextroanfetamina.
    d. Metanfetamina.
    e. Metilfenidato.
    f. Modafinil.

Medicamentos comunes y sustancias que pueden causar sedación
1. Anticonvulsivantes.
   a. Carbamazepina.
   b. Gabapentin.
   c. Fenobarbital.
   d. Fenitoína.
   e. Tiagabina.
   f. Acido valproíco.
2. Antidepresivos.
   a. Amitriptilina.
   b. Desipramina.
   c. Doxepina.
   d. Fluvoxamina.
   e. Imipramina.
   f. Litio.

g. Mirtazapina.
h. Nefazodona.
i. Nortriptilina.
j. Paroxetina.
k. Trazodona.
3. Antieméticos.
   a. Metoclopramida.
   b. Ondansetrón.
   c. Fenotiacinas.
   d. Escopolamina.
4. Antihistamínicos (agentes H1 de primera generación).
   a. Difenhidramina (se desarrolla tolerancia rápidamente).
5. Medicamentos antiparkinsonianos.
   a. Pramipexol.
   b. Ropinirol.
6. Antisicóticos.
   a. Clorpromacina.
   b. Clozapina.
   c. Haloperidol.
   d. Olanzapina.
   e. Tioridazina.
7. Barbitúricos.
8. Agonistas de receptor de benzodiazepina.
9. Hidrato de cloral.
10. Gama-hidroxibutirato (oxibato sódico).
11. Melatonina y agonistas del receptor de melatonina (ramelteón).
12. Relajantes musculares.
13. Agentes narcóticos.
14. Agentes neurolépticos.

Medicamentos comunes que pueden causar o empeorar SPI o TMPE
1. Antidepresivos (IMAO, ISRS y ATC).
2. Litio.

Medicamentos comunes que pueden causar o empeorar TCM
1. Alcohol (suspensión).
2. Antidepresivos (IMAO, ISRS, ATC y venlafaxina).
3. Barbitúricos.
4. Cafeína.

Medicamentos comunes que pueden causar o empeorar sueños anormales o pesadillas
1. Alcohol (suspensión).
2. Anfetaminas.
3. Antidepresivos (IMAO, ISRS y ATC).
4. Antisicóticos.
5. Barbitúricos.

6. Benzodiacepinas.
7. Beta-bloqueadores (propranolol).
8. Corticosteroides.
9. Donepezil.
10. Levodopa.
11. Mirtazapina.
12. Naproxeno.
13. Opioides.
14. Reserpina.

Medicamentos comunes que afectan el sueño No MOR
1. Aumento en el sueño N3.
   a. Alcohol (ingesta aguda).
   b. Carbamazepina.
   c. Gabapentin.
   d. Gama hidroxibutirato.
   e. Litio.
   f. Mirtazapina.
   g. Nefazodone.
   h. Trazodona.
2. Disminuye el sueño N3.
   a. Alcohol (suspensión).
   b. Barbitúricos.
   c. Benzodiacepinas.
   d. Estimulantes.

Medicamentos comunes que afectan el sueño MOR
1. Aumento LS MOR.
   a. Antidepresivos (IMAO, ISRS, ATC y venlafaxina).
   b. Agentes estimulantes (anfetamina).
2. Disminuye LS MOR.
   a. Bupropión.
   b. Suspensión de agentes supresores del MOR.
3. Aumenta el sueño MOR.
   a. Alcohol (suspensión).
   b. Bupropión.
   c. Nefazodone.
   d. Reserpina.
   e. Suspensión de supresores del MOR.
4. Disminuye el sueño MOR.
   a. Alcohol (ingesta aguda).
   b. Antidepresivos (IMAO, ISRS, ATC y venlafaxina).
   c. Estimulantes (anfetaminas y metilfenidato).
   d. Barbitúricos.
   e. Benzodiacepinas.
   f. Litio.
   g. Agentes narcóticos.

Alcohol

Generalidades
1. Efectos sobre los neurotransmisores del sueño: facilita GABA e inhibe glutamato.
2. El alcohol tiene un efecto bifásico sobre el sueño y la vigilia.
   a. Estimulante: A bajas dosis y en la fase de aumento de los niveles de alcohol.
   b. Sedante: A altas dosis en la fase de descenso de los niveles de alcohol.

Alteraciones asociadas del sueño
1. Uso de alcohol:
   a. ↑ pesadillas y sueños vívidos.
   b. ↑ Enuresis.
   c. ↑ piernas inquietas.
   d. ↑ terrores de sueño y sonambulismo.
   e. ↑ ronquido y empeoramiento de AOS.
2. Suspensión aguda de alcohol:
   a. Insomnio.
   b. Despertares frecuentes acompañados por cefaleas y diaforesis.
   c. Sueños vívidos, molestos.
3. Abstinencia de alcohol:
   a. Alteración del sueño, incluyendo insomnio, que puede persistir por varios años.

   b. ↓ TTS con delirium tremens.

Características PSG
1. Ingesta aguda de alcohol:
   a. ↓ LIS, ↓ WASO, ↑ N3, ↑ LS MOR y ↓ R (primera parte del período de sueño).
   b. ↑ WASO, ↓ N3 y ↑ R (segunda parte del período de sueño).
2. Suspensión de alcohol:
   a. ↑ LIS, ↑ WASO, ↓ TTS, ↓ N3, ↓ LS MOR y↑ R (rebote de MOR).
3. Abstinencia de alcohol
   a. ↓ TTS, ↑ WASO y ↓ N3.

Predictores PSG de recaída al etanol durante la abstinencia
1. ↓ N3, ↓ LS MOR y ↑ R.

Trastorno del sueño dependiente de alcohol
1. Uso habitual de alcohol previo a la hora de acostarse prevista, solamente por sus efectos sedantes. No están presentes otros patrones de comportamiento compatibles con alcoholismo declarado.

Genes y Sueño

Generalidades

1. Muchos procesos fisiológicos y trastornos clínicos relacionados con el sueño están, por lo menos en parte, bajo control genético.

Arquitectura del sueño

1. Mayor grado de concordancia entre gemelos MZ que en gemelos DZ para el TTS, LIS, despertares, porcentajes de etapas de sueño, y densidad de movimientos oculares rápidos.

Ritmos circadianos

1. Los ritmos circadianos están controlados por curvas de retroalimentación autorreguladas positivas y negativas de transcripción y traducción que incluyen proteínas relacionadas con el reloj biológico y otros factores reguladores.
2. Genes circadianos pertenecientes a los mamíferos incluyen *B-mal1, Casein quinasa 1 (CK1), reloj biológico (clk), Criptocromo (Cry1 y Cry2), Período (per1, per2 y per3),* y *eterno (tim).* Otros genes pueden estar involucrados.
3. Un cronotipo individual ("noctámbulo" o "matutino") ´puede estar determinado, en parte, por el gen de *reloj biológico.*

Trastorno de fase avanzada del sueño (familiar)

1. Variante autosómica dominante del trastorno con una mutación serina por glicina en el épsilon I de la casein quinasa (CKIε) en la región de unión de *hPer2 (período humano 2)* que se localiza cerca al telómero del cromosoma 2q. Esto causa hipofosforilación de la proteína hPer2 por CKIε y resulta en acortamiento de la duración del ciclo de la curva de retroalimentación de transcripción-traducción.
2. También se ha reportado mutación en el gen que codifica para el delta creatin quinasa I.

Trastorno de fase retardada del sueño

1. Puede estar presente una historia familiar positiva en el 40% de las personas afectadas.
2. Ha sido descrito un patrón autosómico dominante de transmisión en una familia con TFRS.
3. Han sido reportados polimorfismos en los genes de reloj circadiano, *hPer3, reloj biológico, CKIε,* y *arilalquilamina N-acetiltransferasa.*

Insomnio

1. Mayor concordancia entre gemelos MZ que en gemelos DZ para síntomas de insomnio.
2. Ha sido descrita mutación en el gen que codifica para una subunidad de GABA-A β3.

Insomnio familiar fatal

1. Enfermedad autosómica dominante que involucra una mutación puntual en el codón 178 del gen de proteína prión en el cromosoma 20.
2. La severidad de la enfermedad está influenciada por el codón 129, el cual puede ser bien sea homocigoto para metionina (más severo y menor duración de la enfermedad antes de la muerte) o heterocigoto para metionina-valina (enfermedad más leve).

Narcolepsia

1. Riesgo de desarrollar narcolepsia es 10-40 veces mayor entre los parientes en 1er grado que en la población general.
2. Baja concordancia (25-30%) entre gemelos MZ (sugiriendo factores desencadenantes ambientales).
3. Asociado con ciertos antígenos de leucocitos humanos- complejo mayor de histocompatibilidad (HLA).
   a. DR2 (particularmente el subtipo DR15).
   b. DQ1 (específicamente DQ6 [DQB1*0602]).
   c. DQB1*0602: El alelo más importante. Presente en el 90% de narcolepsia con cataplejía y en 40-60% de narcolepsia sin cataplejía. La mayoría de los casos familiares múltiples (múltiples miembros de la familia tienen narcolepsia) son HLA DQB1*0602 positivos. Sin embargo, no es sensible ni específico para narcolepsia (también es prevalente en la población general y la mayoría de las personas positivas para HLA DQB1*0602 no tienen narcolepsia).
4. ↓ niveles de hipocretina en LCR.
   a. Modelo canino: Mutación del gen del receptor 2 de hipocretina (Hcrt2) transmitido en forma autosómica recesiva.
   b. Modelo en roedores: Los ratones Knock-out para el ligando precursor del receptor de hipocretina.
   c. Investigación en humanos: Mutación en el gen pre-pro-hipocretina en un caso de narcolepsia de inicio temprano.

Hipersomnio idiopático

1. Algunas personas pueden tener un modo autosómico dominante de transmisión.
2. Asociación con HLA-Cw2 en algunos casos familiares.

Apnea obstructiva del sueño

1. ↑ Prevalencia en parientes en 1er grado.
2. Riesgo y severidad de AOS se asocia con el gen de apolipoproteína ε4.
3. La hipertensión en AOS se asocia con polimorfismo en el gen de la enzima convertidora de angiotensina (ECA).

4. La enfermedad cardiovascular se asocia con polimorfismo en el genotipo de haptoglobina.

Ronquido

1. Mayor grado de concordancia en gemelos MZ que en gemelos DZ.

Síndrome de hipoventilación alveolar central congénita

1. Muchos casos involucran mutaciones de novo en el gen PHOX2B. Autosómico dominante con penetrancia incompleta.

Parasomnias

1. Mayor grado de concordancia en gemelos MZ que en gemelos DZ para el sonambulismo, terrores del sueño, enuresis nocturna y parálisis idiopática del sueño.
2. TCM: Asociación con HLA-DQB1*05 y DQB1*06 en algunos.
3. Sonambulismo: Asociación con HLA DQB1*0501.
4. Bruxismo en el sueño: Más de 50% de las personas pueden tener una historia familiar positiva.
5. Enuresis nocturna:
   a. La prevalencia se incrementa relacionada con el número de padres afectados.
      i. 80% cuando ambos padres tuvieron enuresis cuando niños.
      ii. 40% cuando uno de los padres tiene historia de enuresis.
   b. Se ha descrito vínculo a genes en los cromosomas 12q, 13q y 22q

Síndrome de piernas inquietas

1. Historia familiar positiva en 90% de las personas con SPI primario y en 10% de personas con SPI secundario.
2. Transmisión autosómica dominante con penetrancia incompleta en cerca de 30-60% de SPI primario.
3. Mayor grado de concordancia en gemelos MZ que en gemelos DZ.
4. Presencia de 3 loci de susceptibilidad (cromosomas 9p, 12q y 14q).

Trastornos médicos

En esta sección
Trastornos alérgicos
Trastornos cardiovasculares
Trastornos gastrointestinales
Trastornos infecciosos
Síndrome de la unidad de cuidado intensivo
Trastornos renales
Trastornos respiratorios
Trastornos reumatológicos
Trastornos misceláneos

Trastornos alérgicos

1. Alergias.
   a. Quejas relacionadas con el sueño: Insomnio.
   b. La rinitis alérgica puede incrementar la resistencia de la VA y exacerbar AOS.
2. Dermatitis atópica.
   a. Quejas relacionadas con el sueño: Alteración del sueño (debido a rascado frecuente), insomnio o SDE.
   b. Características PSG: Patrón de bajo ingreso de sueño.

Trastornos cardiovasculares

1. Hipertensión.
   a. La AOS es un factor de riesgo para HTA independiente de los factores de confusión. La probabilidad de hipertensión se incrementa en un 1% por cada evento apneico adicional por hora de sueño, y en 13% por cada disminución en 10% de la SaO_2 nocturna.
   b. Falla en la caída nocturna de la PA (fenómeno de "descenso") en AOS.
   c. Mejoría de la PA durante la terapia con PAP en personas con AOS e hipertensión concomitante.
2. Enfermedad arterial coronaria.
   a. El riesgo de EAC se incrementa en las personas de edad media con AOS. Mecanismos posibles incluyen:
      i. Disfunción endotelial.
      ii. Hipercoagulabilidad: ↑ niveles de fibrinógeno plasmático, ↑ actividad plaquetaria y ↓ capacidad fibrinolítica.
      iii. Resistencia a la insulina.
      iv. ↑ citoquinas proinflamatorias (por ej., FNT-α, IL-6 e IL-8) y moléculas de adhesión (ICAM-1 y VCAM-1).
      v. Estrés oxidativo.
      vi. ↑ actividad simpática durante el sueño.
3. Falla cardíaca congestiva.
   a. ↑ Prevalencia de AOS, ACS y RCS en personas con FCC. RCS ocurre predominantemente durante el sueño N1 y N2.
   b. ↑ niveles de norepinefrina en el LCR de personas con ACS comparada con aquellas sin ACS.
   c. La AOS puede contribuir a empeorar la disfunción del VI.
   d. ↑ Mortalidad en personas con FCC con (a) peor IAH y (b) hipertrofia atrial izquierda.
4. Arritmias cardíacas.
   a. ↓ Prevalencia de CVPs durante el sueño (debido a mayor tono parasimpático).
   b. ↑ Prevalencia de arritmias ventriculares durante los despertares del sueño.
   c. En AOS, la FC se enlentece al inicio de los episodios apneicos y se incrementa después de la terminación del evento.

Trastornos gastrointestinales

1. Reflujo gastroesofágico.
   a. Flujo retrógrado de ácido gástrico y otros contenidos gástricos hacia el esófago debido a barreras incompetentes en la unión gastroesofágica (por ej., relajación transitoria del esfínter esofágico inferior y, en menor grado del esfínter esofágico superior). Los episodios pueden ocurrir más frecuentemente durante la vigilia comparados con el sueño, cuando el RGE produce despertares breves.
   b. El RGE relacionado con el sueño se asocia con tiempo más prolongado de

contacto con el ácido (debido a depuración retardada de ácido esofágico y producción disminuida de saliva neutralizante durante el sueño).

c. Quejas relacionadas con el sueño: Fragmentación del sueño, insomnio, SDE, ardor nocturno, disnea, tos, asfixia, dolor retroesternal, o un sabor amargo o agrio.

d. La prevalencia de síntomas nocturnos en pacientes con RGE es cerca de 80%. La prevalencia se aumenta con el envejecimiento y, posiblemente con la AOS.

e. Curso crónico. Las complicaciones incluyen voz ronca matutina, esofagitis, constricciones esofágicas, esófago de Barrett, tos crónica, exacerbación de asma, faringitis, laringitis, bronquitis, neumonía y fibrosis pulmonar.

f. El diagnóstico requiere monitoreo de pH esofágico continuo durante la PSG (los despertares pueden acompañarse de reducciones episódicas en el pH esofágico distal).

  i. La manometría esofágica anormal puede estar presente (disminución de la presión del esfínter esofágico inferior, más frecuente relajaciones transitorias del esfínter esofágico inferior y disminución de la amplitud del peristaltismo).

g. Características PSG: Despertares repetidos seguidos por degluciones (por ej., incremento en la actividad EMG del mentón). ↓ N3.

h. Tratamiento: Elevación de la cabecera de la cama. Antagonistas Histamina-2 o inhibidores de la bomba de protones. Cirugía antirreflujo.

i. Dato útil:

  i. La terapia PAP disminuye la frecuencia de RGE nocturno en pacientes con y sin AOS!

2. Enfermedad úlcero péptica:

a. Los pacientes con EUP tienen mayor secreción de ácido gástrico durante el sueño comparada con la de los individuos sanos normales.

b. Quejas relacionadas con el sueño: Microdespertares repetidos y despertares, y dolor abdominal nocturno (inicio comúnmente en las 1^{ras} 4 horas de sueño).

3. Trastornos funcionales intestinales.

a. Los síntomas gastrointestinales crónicos no están asociados con anormalidades significativas anatómicas, metabólicas o infecciosas e incluyen dispepsia funcional y síndrome de intestino irritable.

b. Quejas relacionadas con el sueño: Pobre calidad de sueño, despertares frecuentes, malestar abdominal nocturno y sueño no reparador.

c. Parámetros PSG son generalmente normales.

Trastornos infecciosos

1. Enfermedad del sueño.

a. Tripanosomiasis humana Africana causada por el *Tripanosoma brucei* o *Tripanosoma rhodesiense*. Transmitida por la picadura de una mosca tsetse infectada.

b. Dos etapas de la enfermedad en los humanos, llamados una etapa inicial hemolinfática (fiebre, adenopatía cervical y arritmias cardíacas) y una etapa terminal meningo-encefalítica (somnolencia excesiva, déficit sensitivos y reflejos anormales). Culmina en conciencia alterada, caquexia, coma y eventualmente la muerte, si no se trata.

c. Quejas relacionadas con el sueño: SDE, insomnio (no es raro) e inversiones de los períodos sueño-vigilia.

d. Endémico en ciertas regiones del Africa intertropical.

e. Características PSG: Pocas ondas agudas del vértex, husos de sueño y complejos K. ↓LS MOR (SOREMPs).

f. Diagnóstico: Demostración del patógeno en la sangre, médula ósea, aspirado de ganglios linfáticos o LCR.

g. Terapia: medicamentos antiparasitarios.

2. Infección por el Virus de inmunodeficiencia humana (VIH).

a. Cerca de 1/3 de los pacientes desarrollan alteración del sueño.

b. Quejas relacionadas con el sueño: Insomnio, fragmentación del sueño y SDE.

c. Características PSG: ↓ LIS, ↓ ES, ↑ WASO, ↓ N2 y ↑ N3 (↓ N3 en etapas terminales).

d. Terapia antiviral para la infección por VIH puede alterar el sueño. El uso de Efavirenz puede llevar a insomnio, despertares frecuentes y sueños vívidos.

3. Mononucleosis infecciosa.
   a. Quejas relacionadas con el sueño: SDE.
4. Enfermedad de Lyme.
   a. Enfermedad multisistémica (reumatológica, neurológica y dermatológica) causada por la *Borrelia burghdorferi*. La enfermedad en humanos se transmite vía picaduras de garrapata.
   b. Quejas relacionadas con el sueño: SDE, insomnio, despertares frecuentes, SPI y movimientos nocturnos bruscos de piernas.
      i. Las alteraciones del sueño pueden persistir por varios años.
   c. Características PSG:
      i. ↑ LIS, ↓ ES y ↑ WASO.
      ii. Ondas alfa pueden hacer intrusión a sueño No MOR.
      iii. TLMS: LIS normal.

Síndrome de unidad de cuidado intensivo
1. Cambios reversibles del estado mental (por ej., delirio, desorientación o alucinaciones) que se presentan 3-7 días después del ingreso a UCI, y resuelven en las 48 horas después del egreso de UCI. El factor etiológico más importante es la DS.
2. Condiciones relacionadas con el sueño: Insomnio e inversión de los patrones sueño-vigilia.
3. La alteración del sueño puede deberse a factores relacionados con el paciente (dolor, ansiedad o enfermedad aguda), intervenciones diagnósticas o terapéuticas (administración de medicamentos o las rondas del personal de enfermería) o al ambiente de la UCI (ruido o constante luz)
4. Características PSG: Patrón de bajo ingreso de sueño.
5. Datos importantes:
   a. Las observaciones de las enfermeras del tiempo de sueño, a menudo sobreestiman las mediciones objetivas de la duración de sueño.

Trastornos renales
1. Enfermedad renal terminal.
   a. Alteración del sueño puede verse en cerca de 60% a 80% de los pacientes con ERT.
   b. Quejas relacionadas con el sueño: SDE, insomnio o inversión de los patrones de sueño día-noche.
      i. Alta prevalencia de AOS, SPI y TMPE.

c. Características PSG:
   i. ↑ LIS, ↓ ES, ↑ WASO y ↓ TTS (patrón de baja presión de sueño).
   ii. ↑ N1, ↑ N2 y ↓ N3.
   iii. ↓ R.

Trastornos respiratorios
1. Asma.
   a. Disnea episódica, sibilancias o tos debido a broncoconstricción reversible e hiperreactividad de la vía aérea a estímulos específicos y no específicos.
   b. Quejas relacionadas con el sueño: Insomnio, fragmentación del sueño, SDE e hipoxemia nocturna.
   c. Mecanismos posibles de la broncoconstricción nocturna incluyen la variabilidad circadiana en el flujo de la vía aérea (la menor en la mañana temprano) y cambios relacionados con el sueño en la actividad del sistema nervioso autónomo (mayor tono parasimpático y disminución en la actividad simpática), capacidad pulmonar, y mediadores inflamatorios. Los episodios pueden precipitarse o agravarse por RGE.
   d. El diagnóstico se ayuda con ↓ pico espiratorio flujo nocturno o ↓ VEF_1 comparado con los valores diurnos.
   e. Características PSG: Patrón de bajo ingreso de sueño.
   f. La terapia consiste en corticosteroides inhalados combinados con broncodilatadores de larga acción (por ej., salmeterol). Agonistas beta de corta acción (por ej., albuterol) para el control de los síntomas agudos de asma. La terapia PAP para pacientes con asma y AOS concomitantes.
2. Enfermedad pulmonar obstructiva crónica.
   a. Limitación del flujo de aire progresiva, no completamente reversible. Incluye enfisema y bronquitis crónica.
   b. Quejas relacionadas con el sueño: despertares repetidos, insomnio, sueño no reparador o SDE. Hipoxemia nocturna e hipercapnia en enfermedad avanzada.
   c. Los factores responsables de la alteración del sueño incluyen la tos nocturna o disnea, hipoxemia e hipercapnia, y medicamentos (por ej., metilxantinas y agonistas betaadrenérgicos).

d. La desaturación nocturna de O_2 puede verse en enfermedad moderada a severa. Episodios de desaturación de O_2 son más frecuentes, de mayor duración, y más severos durante el sueño MOR comparado con el sueño No MOR.

e. La ocurrencia y severidad de la desaturación de O_2 durante el sueño está influenciada por la función pulmonar basal, y por la PaO_2 y $PaCO_2$ en vigilia (desaturación significativa de O_2 es más probable con PaO_2 o SaO_2, menores y $PaCO_2$ mayores).

f. Mecanismos responsables de la desaturación de O_2 relacionada con el sueño: (1) hipoventilación (la más importante), (2) alteraciones ventilación-perfusión (V/Q), y (3) disminución de los volúmenes pulmonares.

g. Los episodios hipoxémicos relacionados con el sueño parecen ser más comunes entre personas con bronquitis crónica que en aquellas con enfisema. Las personas con bronquitis crónica generalmente tienen SaO_2 basal menor, grandes caídas en SaO_2, más episodios de desaturación de O_2, y duración más prolongada de desaturación de O_2 durante el sueño que personas con enfisema.

h. Características PSG: Patrón de bajo ingreso de sueño.

i. Información útil: La frecuencia de despertares en EPOC no se relaciona con el grado de hipoxemia nocturna.

j. "Síndrome de sobreposición" se refiere a la presencia de ambas, EPOC y AOS. Comparado con EPOC aislado, el síndrome de sobreposición se asocia con PaO_2 menor, $PaCO_2$ más alta y presiones medias de la arteria pulmonar más altas. La terapia con PAP se indica en el síndrome de sobreposición.

k. La terapia consiste en betaagonistas de larga acción (por ej., salmeterol) o anticolinérgicos de larga acción (por ej., tiotropium). Se puede considerar la terapia con O_2 para la desaturación nocturna de O_2 significativa. No hay evidencia de que el tratamiento nocturno de la desaturación de O_2 solamente, en ausencia de hipoxemia diurna, mejore la sobrevida.

3. Fibrosis quística.
   a. Enfermedad autosómica recesiva multisistémica. El transporte anormal de sodio y cloro a través del epitelio resulta en bronquiectasias, insuficiencia pancreática exocrina, disfunción intestinal y urogenital, y función anormal de las glándulas sudoríparas.
   b. Condiciones relacionadas con el sueño: Fragmentación del sueño, tos nocturna e hipoxemia relacionada con el sueño.

4. Parálisis diafragmática.
   a. Condiciones relacionadas con el sueño: hipoxemia nocturna (peor durante el sueño MOR) y TRAS.

5. Enfermedades pulmonares restrictivas.
   a. Volúmenes pulmonares reducidos debido a alteraciones que incluyen el parénquima pulmonar, la pleura o la pared torácica. Incluye cifoescoliosis, enfermedad intersticial pulmonar y obesidad severa.
   b. Condiciones relacionadas con el sueño: alteración del sueño, despertares frecuentes, sueño no reparador, SDE, TRAS (AOS y ACS), y desaturación nocturna de O_2 (transitoria o sostenida).
   c. La hipoxemia es peor durante el sueño MOR comparada con el sueño No MOR.
   d. Recordar: El deterioro de la función pulmonar puede ocurrir con terapia con CPAP en personas con cifoescoliosis.
   e. Características PSG: Patrón de bajo ingreso de sueño.

6. Obesidad.
   a. Quejas relacionadas con el sueño: Ronquido, AOS, SHO e hipoventilación nocturna.
   b. Características PSG: LIS normal, ↓ ES, LS MOR normal y ↓ R.

Trastornos reumatológicos
1. Fibromialgia.
   a. Múltiples áreas dolorosas a lo largo del cuerpo y fatiga.
   b. Quejas relacionadas con el sueño: Sueño no reparador. Severidad de los síntomas diurnos pueden disminuir con la mejoría en la calidad del sueño.
   c. Prevalencia de 2% en la población general. Género: F (80% de los casos) > M.
   d. PSG: Patrón de bajo ingreso de sueño y ↓ N3. Actividad EEG alfa puede estar presente durante el sueño No MOR.

e.   Puntos claves:
    i.   El sueño EEG alfa en No MOR (por ej., intrusión de ondas alfa en el sueño No MOR) puede estar ausente en fibromialgia. También puede verse en alteraciones primarias del sueño (AOS, narcolepsia, TMPE e insomnio sicofisiológico), artritis reumatoide, lupus eritematoso sistémico y, ocasionalmente, en personas normales.
2. Síndromes de dolor crónico.
    a.   Quejas relacionadas con el sueño: fragmentación del sueño, SDE y fatiga.
    b.   Características PSG: Patrón de bajo ingreso de sueño.
3. Artritis reumatoide juvenil.
    a.   Quejas relacionadas con el sueño: SDE. Mayor probabilidad de AOS, SPI y TMPE.
    b.   Características PSG: Patrón de bajo ingreso de sueño.

Trastornos misceláneos
1. Acondroplasia: Mayor riesgo de AOS.
2. Síndrome de Down: probabilidad aumentada de AOS, ACS, insomnio y TMPE.
3. Síndrome de Prader-Willi: Riesgo incrementado de (1) AOS debido a obesidad, y (2) anormalidades ventilatorias, incluyendo hipoventilación.
4. Enfermedad de células falciformes: Alteración del sueño durante las crisis de dolor. Riesgo incrementado de AOS debido a hipertrofia adenoamigdalina. La desaturación de O_2 secundaria a AOS, a su vez, puede resultar en crisis dolorosas más frecuentes.
5. Quemaduras: Alteración del sueño debida a dolor o prurito. La SDE y las pesadillas son comunes. Características PSG: Patrón de bajo ingreso de sueño.

Trastornos neurológicos

En esta sección
Esclerosis lateral amiotrófica
Trastorno de Asperger
Trastorno de déficit de atención con hiperactividad
Trastorno autista
Ceguera
Trauma cerebral (traumático)
Trastornos cerebrales degenerativos
Parálisis cerebral
Demencia (Alzheimer)
Síndrome de Down
Síndromes de cefalea
Mielomeningocele
Retardo mental
Esclerosis múltiple
Atrofia múltiple sistémica
Trastornos neuromusculares
Enfermedad de Parkinson
Parálisis supranuclear progresiva
Síndrome de Rett
Trastornos convulsivos
Enfermedades de la médula espinal
Evento cerebrovascular

Esclerosis lateral amiotrófica
1. Condiciones relacionadas con el sueño: SDE, insomnio y TRAS (AOS y ACS). AOS se ve predominantemente durante el sueño MOR.
   a. La desaturación nocturna de O_2 puede ocurrir debido a hipoventilación y disfunción diafragmática.
2. La ventilación no invasiva con presión positiva debe considerarse para pacientes con disfunción muscular o TRAS.

Trastorno de Asperger
1. Deterioro en la interacción social con patrones limitados de actividades e intereses.
2. Género: M > F.
3. Puntos claves: Insomnio (típicamente con sueño alterado en la 1ª parte de la noche) en el 90% de los pacientes.

Trastorno de déficit de atención con hiperactividad
1. Algunos síntomas de inatención e hiperactividad están presentes antes de los 7 años de edad, llevando a discapacidad en el hogar, la escuela o el trabajo.
2. Horarios sueño-vigilia variables, insomnio de inicio de sueño (resistencia a la hora de acostarse), despertares nocturnos problemáticos, fragmentación del sueño y SDE. Prevalencia incrementada de TRAS y TMPE.
3. Características PSG: Patrón de bajo ingreso de sueño.
4. La DS puede exacerbar los síntomas de TDAH.

Trastorno autista
1. Deterioro de la función en lenguaje, interacción social, comportamiento o intereses que empieza antes de los 3 años de edad.
2. Puede estar asociado con (a) trastornos de movimientos rítmicos (por ej., golpes de cabeza) y continúa más allá de los 10 años de edad, (b) insomnio, que incluye despertares nocturnos problemáticos, y (c) TRCS (TFRS o PSVI).

Ceguera
1. Quejas relacionadas con el sueño:
   a. Insomnio, despertares nocturnos problemáticos y SDE.
   b. ↑ Prevalencia de TRCS (por ej., TML en personas invidentes sin percepción

de la luz).
2. Características PSG: ↓ TTS.

Trauma cerebral (traumático)
1. ↑ sueño N3 (inmediatamente después al trauma cerebral).

Trastornos cerebrales degenerativos
1. Anormalidades cognitivas, en comportamiento y movimiento. Incluyen la enfermedad de Huntington, la distonía muscular deformante, la degeneración olivopontocerebelosa y espinocerebelar y la tortícolis espástica.
2. Las contracciones musculares son más prominentes durante el sueño N1 y N2.
3. Las personas con degeneración olivopontocerebelosa pueden presentar ACS, estridor nocturno o TCM.
4. Características PSG: Patrón de bajo ingreso de sueño.

Parálisis cerebral
1. ↑ Riesgo de AOS.

Demencia (Alzheimer)
1. Caracterizada por deterioro neurocognitivo significativo, y a menudo progresivo.
2. Quejas relacionadas con el sueño:
   a. Insomnio. SDE.
   b. AOS (↑ riesgo en la presencia del alelo de la apolipoproteína ε4 (APOE4)).
   c. Inversión de la ritmicidad circadiana día-noche.
   d. Confusión nocturna y deambulación ("apagándose el sol").
3. Características PSG:
   a. Patrón de bajo ingreso de sueño.
   b. ↓ husos de sueño y complejos K.
   c. ↓ N3.
   d. ↑ LS MOR y ↓ R (especialmente en enfermedad avanzada).
4. Nota: Riesgo incrementado para TCM en personas que tienen demencia de cuerpos de Lewy.

Síndrome de Down
1. ↑ Riesgo de AOS.

Síndromes de cefalea
1. Ciertas cefaleas ocurren durante ambos, el sueño y la vigilia (por ej., migraña, cefalea en racimos, y la hemicraneana paroxística crónica), y otras ocurren solamente durante el sueño, tales como las cefaleas "hípnicas".

2. Características PSG: Patrón de bajo ingreso de sueño.
3. *Cefaleas tipo migraña.*
   a. Cefaleas episódicas, a menudo unilaterales, asociadas con náuseas, vómito, fotofobia o fonofobia.
   b. Un aura que consiste de escotomas brillantes y defectos homónimos de los campos visuales precede a la "migraña clásica", pero está ausente en la "migraña común".
4. *Cefalea en racimos.*
   a. Cefaleas espantosas, unilaterales, (periorbital o temporal) que ocurren en "racimos". Durante los períodos de racimos, 1-3 ataques de cefalea pueden ocurrir diariamente, a menudo a la misma hora de cada día. Cada ataque individual dura unas pocas horas.
   b. Las cefaleas pueden acompañarse de lagrimación, inyección conjuntival, rinorrea o estrechez nasal, miosis, ptosis y sudoración en la frente ipsilateral incrementada.
   c. Género: M > F.
   d. Puede ser desencadenada por AOS.
5. *Hemicraneana paroxística crónica.*
   a. Cefaleas unilaterales severas (por ej., temporal, orbital o supraorbital) que responden a terapia con indometacina.
6. *Cefalea "hípnica"*
   a. Cefaleas generalizadas o unilaterales que ocurren durante el sueño y pueden estar acompañadas de náuseas.
   b. Responde a terapia con litio.
7. Increíble pero cierto!:
   a. Migrañas, cefaleas en racimos y hemicraneana paroxística crónica comúnmente tienen su inicio durante el sueño.
   b. Cefaleas tipo migraña pueden ocurrir durante el sueño N3 o MOR.
   c. Cefaleas en racimos tienden a ocurrir durante el sueño (especialmente durante el sueño MOR).
   d. Hemicraneana paroxística crónica es la más comúnmente asociada con el sueño MOR.
   e. Cefaleas "hípnicas" ocurren solamente durante el sueño (más comúnmente durante el sueño MOR, y menos comúnmente durante el sueño N3).
   f. Personas con AOS pueden presentar cefaleas matutinas transitorias que ocurren al despertarse.

Mielomeningocele
1. ↑ Riesgo de obstrucción de VA y AOS.
2. Se pueden presentar apneas centrales e hipoventilación en casos con malformación de Arnold-Chiari tipo II.

Retardo mental
1. Funcionamiento intelectual por debajo del promedio.
2. Quejas relacionadas con el sueño: Insomnio, fragmentación del sueño, MPES, y trastorno de movimientos rítmicos.

Esclerosis múltiple
1. Quejas relacionadas con el sueño: Insomnio, TCM, SPI y narcolepsia secundaria.

Atrofia múltiple sistémica
1. Condiciones relacionadas con el sueño: TCM y TRAS.
2. La muerte súbita durante el sueño puede ocurrir debido a parálisis del abductor de cuerdas vocales. Este síndrome se presenta con estridor nocturno, y se asocia con un peor pronóstico. La laringoscopia durante el sueño ayuda al diagnóstico. El manejo, en muchos casos, consiste en traqueotomía.
3. *Síndrome de Shy-Drager:* Quejas relacionadas con el sueño: TRAS (AOS, ACS, RCS, respiración apneústica y jadeo inspiratorio), hipoxemia nocturna, insomnio y TCM.

Trastornos neuromusculares
1. Quejas relacionadas con el sueño:
   a. Alteración del sueño, insomnio y SDE.
   b. ↑ Riesgo de AOS.
   c. ↑ Riesgo de hipoventilación nocturna (desaturación de O_2 es más pronunciada durante el sueño MOR). La hipoventilación nocturna puede preceder anormalidades durante la vigilia, por meses o años. El riesgo de desaturación de O_2 relacionada con el sueño es mayor si (a) presión inspiratoria máxima< 60 cm H2O, y (b) CVF < 50% del predicho.
   d. Disnea nocturna.
2. Características PSG: Patrón de bajo ingreso de sueño.

Distrofia muscular de Duchenne.
1. Quejas relacionadas con el sueño: AOS y ACS.

2. Características PSG: ↑ WASO y↓ R.

Miastenia gravis.
1. Quejas relacionadas con el sueño: AOS y ACS. Se puede presentar desaturación nocturna de O_2 (predominantemente durante el sueño MOR).

Distrofia miotónica
1. Condiciones relacionadas con el sueño: SDE (es la queja más común, y se relaciona con el grado de deterioro muscular), interrupción del sueño, AOS, ACS, alucinaciones hipnagógicas e hipoventilación (especialmente durante el sueño MOR).

Poliomielitis y síndrome pos polio.
1. Poliomielitis: Enfermedad de neurona motora inferior que puede comprometer los núcleos motores respiratorios y llevar a disfunción de los músculos respiratorios, incluyendo el diafragma.
2. Síndrome pos-polio: Debilidad nueva progresiva que afecta los músculos respiratorios, bulbares o de las extremidades posteriormente a la poliomielitis.
3. Quejas relacionadas con el sueño: SDE, TRAS e hipoventilación nocturna.
4. Características PSG: Patrón de bajo ingreso de sueño.

Enfermedad de Parkinson
1. Caracterizada por la tríada clínica de rigidez muscular, hipoquinecia y temblor en reposo.
2. Quejas relacionadas con el sueño:
   a. Insomnio (mantenimiento del sueño): Mayor queja.
   b. Fragmentación del sueño y SDE. Ataques de sueño en 5% de las personas afectadas.
   c. Parasomnias: TCM (15-30%), pesadillas, alucinaciones (20%), SPI (20%) y TMPE.
   d. TRAS (ACS, AOS e hipoventilación).
   e. Inversión de los ritmos circadianos día-noche. "Sol apagándose".
3. Causas de la alteración de sueño:
   a. Síntomas motores nocturnos: aquinesia, disquinesia, mioclonía y temblores.
   b. Rigidez e inhabilidad para voltearse en la cama.
   c. Nocturia.
   d. Calambres dolorosos de las piernas.
   e. Demencia y/o depresión.

f. Medicamentos dopaminérgicos.
4. SDE y ataques de sueño se pueden presentar 2^{arios} a la terapia con agentes dopaminérgicos (por ej., pramipexol o ropinirol).
5. Características PSG: Patrón de bajo ingreso de sueño y ↓ R.

Parálisis supranuclear progresiva
1. Ausencia de movimientos oculares verticales durante el sueño MOR.
2. Quejas relacionadas con el sueño: Insomnio.
3. PSG: ↑ movimiento fásico durante el sueño MOR. ↓ sueño MOR.

Síndrome de Rett
1. Déficit neurológicos múltiples (retardo sicomotor, deterioro del lenguaje, alteración de la marcha, desaceleración del crecimiento de la cabeza, y movimientos anormales de las manos tales como retorcimiento de la mano) que se presentan después de un período de desarrollo prenatal y perinatal (1^{eros} 5 meses) aparentemente normal.
2. Género: Ha sido diagnosticado únicamente en mujeres.
3. Quejas relacionadas con el sueño: Insomnio y despertares nocturnos problemáticos (niños).
4. Características PSG: Patrón de bajo ingreso de sueño.

Trastornos convulsivos
1. Eventos anormales y estereotipados debido a descargas corticales anormales.
2. El sueño puede precipitar la actividad convulsiva. La DS puede incrementar las descargas interictales.
3. 20-30% de las personas tienen convulsiones solamente durante el sueño. 75% de las personas tienen convulsiones durante ambos, la vigilia y el sueño.
4. Hay 2 picos en la hora de convulsiones nocturnas, conocidos: (a) 2 horas después de la hora de acostarse y (b) de las 4-5 am.
5. Frecuencia de convulsiones relacionadas con el sueño: N1 y N2 > N3 > R.
6. Quejas relacionadas con el sueño de convulsiones nocturnas: interrupción del sueño y SDE. Insomnio.
7. Características clínicas sugestivas de convulsiones relacionadas con el sueño:
a. Historia de convulsiones diurnas.

b. Actividad motora estereotipada anormal (por ej., movimientos tónico-clónicos o focales, automatismos o mordedura de lengua).
c. Despertares abruptos inexplicados.
d. Incontinencia urinaria, especialmente de reciente inicio.
8. Factores precipitantes de convulsiones relacionadas con el sueño:
a. Horarios irregulares de sueño.
b. AOS (El tratamiento de AOS puede mejorar el control de las convulsiones).
c. DS.
9. Convulsiones que ocurren predominantemente o exclusivamente durante el sueño:
a. Epilepsia benigna de la infancia con espigas centrotemporales (EBIECT).
b. Ondas espiga continuas durante el sueño No MOR.
c. Convulsiones tónico-clónicas generalizadas al despertar.
d. Epilepsia mioclónica juvenil.
e. Epilepsia nocturna del lóbulo frontal autosómica dominante (ENLFAD).
f. Convulsiones tónicas.
10. Diagnóstico requiere un montaje EEG expandido. La video-PSG puede ayudar al diagnóstico. Un EEG normal no excluye el diagnóstico de trastorno convulsivo.
11. Características PSG (durante las noches cuando ocurren las convulsiones): Patrón de bajo ingreso de sueño, ↓ N3, ↑ LS MOR y ↓ R.

Epilepsia benigna de la infancia con espigas centrotemporales.
1. También conocida como epilepsia rolándica benigna. La forma más común de convulsiones parciales en niños.
2. Entumecimiento perioral hemifacial y tic clónico focal de la cara y la boca. Se preserva la conciencia. Se pueden presentar convulsiones tónico-clónicas generalizadas secundarias.
3. Inicio durante la infancia. Curso clínico benigno con resolución espontánea en la adultez.
4. EEG: Espiga centrotemporal y ondas agudas.

Ondas espiga continuas durante el sueño No MOR.
1. Previamente referidas como estatus epiléptico eléctrico del sueño. Vista en niños.

2. EEG: Complejos continuos y difusos de ondas espiga lentas que ocurren durante el sueño No MOR. Las descargas se disminuyen durante el sueño MOR y desaparecen con el despertar.
3. Pueden presentarse con o sin movimientos visibles o quejas clínicas.
4. Asociado con deterioro neurocognitivo y motor.

Convulsiones tónico-clónicas generalizadas al despertar.
1. Comienzan en la 2ª década de la vida. Respuesta favorable a la terapia.

Epilepsia mioclónica juvenil.
1. Consiste de tres tipos de convulsiones: (a) sacudidas mioclónicas, (b) convulsiones tónico-clónicas generalizadas, y (c) crisis de ausencia.
    a. Sacudidas mioclónicas bilaterales masivas que afectan las extremidades y que ocurren al despertar.
    b. Pueden ocurrir convulsiones tónico-clónicas generalizadas durante el sueño o al despertar.
2. Inicio durante la adolescencia.
3. EEG: Descargas de poliespigas y ondas simétricas y sincrónicas 4-6 Hz.

Epilepsia nocturna del lóbulo frontal.
1. Actividad semi-resuelta distónico-disquinética, coreoatetoide, o postura balística que ocurre repetidamente durante el sueño No MOR (distonía paroxística nocturna).
2. Quejas relacionadas con el sueño:
    a. Comportamiento anormal (por ej., terrores del sueño o sonambulismo).
    b. Fragmentación del sueño y despertares frecuentes.
    c. Vocalización y automatismos.
    d. SDE.
3. Inicio durante la infancia.
4. EEG: No descargas anormales ictales o interictales.
5. Terapia: Carbamazepina (para ataques de corta duración).

Epilepsia nocturna del lóbulo temporal.
1. Son comunes, quedarse mirando fijamente sin moverse y automatismos (por ej., relamerse los labios).
2. Asociada con deterioro de la conciencia y confusión pos-ictal.

Enfermedades de la médula espinal
1. Quejas relacionadas con el sueño: Insomnio y TRAS (especialmente en personas con cuadriplejia).

Evento cerebrovascular
1. ↑ Riesgo de AOS y ACS.
2. Quejas relacionadas con el sueño: Insomnio, SDE y sueños alterados.

Trastornos siquiátricos

Generalidades

1. Las alteraciones del sueño son comunes en trastornos siquiátricos y comportamentales. A la inversa, la alteración del sueño y la DS pueden influir de forma adversa el curso de algunos trastornos siquiátricos y comportamentales.
2. Características comunes PSG de trastornos siquiátricos: Patrón de bajo ingreso de sueño y ↓ N3. Puede presentarse ↓ LS MOR en personas con depresión, trastorno maníaco, esquizofrenia, trastorno del comer o trastorno de personalidad limítrofe-fronterizo. Después de la remisión clínica pueden aún persistir anormalidades PSG.
3. Los medicamentos utilizados para tratar trastornos siquiátricos también pueden causar alteración significativa del sueño.

Trastornos de ansiedad

1. Quejas relacionadas con el sueño: Insomnio, despertares nocturnos frecuentes, sueños ansiosos recurrentes o SDE.
2. Características PSG: Patrón de bajo ingreso de sueño, ↓ N3 y ↓ R.
3. Terapia: BZ, ISRS y ATC. Terapia comportamental y de relajación.
4. Trastorno de estrés agudo.
    a. Ansiedad excesiva que se desarrolla en las 4 semanas siguientes a la experiencia traumática.
    b. Características: Indiferencia, despersonalización, reexperiencia del evento traumático, y acción de eludir los factores que pueden llevar a recordar el evento.
    c. El insomnio es común.
5. Trastorno de ansiedad generalizado.
    a. Ansiedad excesiva de ≥ 6 meses de duración.
    b. El insomnio es común. La alteración del sueño debe distinguirse del insomnio sicofisiológico, en el cual la ansiedad está primariamente restringida a la alteración del sueño más que a ser generalizada por naturaleza.
6. Trastorno de estrés postraumático.
    a. Hiperdespertar crónico y ansiedad asociada con preocupación y reexperimentar repetitivamente (por ej., destellos) de un evento severamente traumático o amenazante a la vida.
    b. Quejas relacionadas con el sueño: Insomnio. SDE. Reexperimentar el evento original traumático a través de sueños ansiosos frecuentes, terrores del sueño y pesadillas. Resistencia a la hora de acostarse (en niños).
    c. Características PSG: Patrón de bajo ingreso de sueño y ↓ R.
7. Trastorno de pánico.
    a. Ataques de ansiedad extrema o temor que comienzan espontáneamente y sin un factor precipitante identificable.
    b. Quejas relacionadas con el sueño:
        i. Episodios recurrentes de ataques nocturnos de pánico (30%): Despertares abruptos con estado de alerta inmediato y sostenido y memoria adecuada del evento. Retorno retardado a dormir. Más común durante el sueño No MOR que el sueño MOR. Puede ser desencadenado por DS.
        ii. Insomnio.
        iii. Temores de ir a dormir.
    c. Características PSG: Puede ser normal. ↑ LIS y ↓ ES en algunos.
    d. Terapia: Terapia comportamental (por ej., relajación) o farmacoterapia (por ej. ISRS, ATC o BZ).

Trastornos del comer

1. Quejas relacionadas con el sueño: Insomnio y despertares nocturnos repetitivos.

Trastornos del afecto
1. Caracterizado por depresión mayor, episodios maníacos, hipomaníacos o mixtos.
2. *Episodio depresivo mayor.*
   a. Afecto depresivo y anhedonia persistentemente acompañado por deterioro funcional significativo.
   b. Quejas relacionadas con el sueño: Insomnio (lo más común) o SDE.
   c. Características PSG: Patrón de bajo ingreso de sueño, ↓ N3, ↓ LS MOR y ↑ densidad de MOR.
3. *Episodio maníaco.*
   a. Elevación marcada y persistente del afecto (irritabilidad y euforia).
   b. ↓ requerimientos de sueño.
   c. Quejas relacionadas con el sueño: Insomnio.
   d. Características PSG: Patrón de bajo ingreso de sueño, ↓ N3, ↓ LS MOR y ↑ densidad de MOR.
4. *Episodio hipomaníaco.*
   a. Afecto persistentemente elevado (menos severo que el episodio maníaco).
   b. ↓ requerimientos de sueño.
   c. Quejas relacionadas con el sueño: Insomnio.
5. *Episodio mixto*
   a. El afecto rápidamente alterna entre depresión mayor y episodios maníacos.
   b. ↓ requerimientos de sueño.
   c. Quejas relacionadas con el sueño: Insomnio.

Episodio depresivo mayor
1. ≥ 1 episodio depresivo mayor sin episodios maníacos, hipomaníacos o mixtos.
2. Quejas relacionadas con el sueño: Insomnio o SDE.
3. Características PSG:
   a. Patrón de bajo ingreso de sueño.
   b. ↓ N3 (particularmente durante el 1er período de No MOR).
   c. Anormalidades del sueño MOR: ↓ LS MOR y ↑ densidad del MOR.
   d. ↓ N3 y ↓ LS MOR puede persistir durante la remisión clínica.
4. Terapia: Agentes antidepresivos y sicoterapia.

Trastorno bipolar
1. Puede ser bien sea, *bipolar 1* (≥ 1 episodio maníaco, hipomaníaco o mixto +/- episodio depresivo mayor) o *bipolar 2* (≥ 1 episodio depresivo mayor más ≥ 1 episodio hipomaníaco, sin episodios maníacos o mixtos).
   a. Fase depresiva: SDE con ↑ TTS y ↓ LS MOR.
   b. Fase maníaca: Sin somnolencia y ↓ TTS. ↓ requerimientos de sueño.
   c. Otras quejas relacionadas con el sueño: Pesadillas.
2. Terapia: Agentes antidepresivos y sicoterapia con o sin medicamentos estabilizadores del afecto (por ej., litio).

Trastorno afectivo estacional
1. Desarrollo de episodios depresivos durante el otoño y el invierno. La depresión está ausente durante la primavera y el verano, cuando algunas personas pueden experimentar síntomas hipomaníacos.
   a. Otoño e invierno: SDE. ↑ requerimientos de sueño.
   b. Primavera y verano: ↓ requerimientos de sueño (en algunos).
2. Terapia: fototerapia y, ocasionalmente, agentes antidepresivos.

Depresión atípica
1. Caracterizada por letargia, incremento en el apetito, ganancia de peso y sensibilidad al rechazo.
2. Quejas relacionadas con el sueño: SDE.
3. Características PSG: ↑ TTS y ↓ LS MOR.

Sobresaliente:
1. SDE (y ↑ TTS) se asocia con (1) fase depresiva de un trastorno bipolar, (2) trastorno afectivo estacional, y (3) depresión atípica.
2. ↑ Riesgo de desarrollar una depresión mayor nueva en personas con insomnio de ≥ 1 año de duración.
3. El insomnio y la alteración del sueño están directamente relacionados con la severidad del trastorno afectivo en la mayoría de las personas. El insomnio puede persistir después de la remisión de la depresión.
4. La DS puede disminuir los síntomas depresivos (especialmente en personas caracterizadas como tipo "noctámbulos"). La DS puede desencadenar manía en personas con trastorno bipolar.

Trastornos de personalidad
1. Patrones crónicos de relaciones cognitivas,

comportamentales e interpersonales que se apartan de las expectativas sociales habituales.

2. Tipos específicos de trastornos de personalidad:
   a. *Trastorno obsesivo-compulsivo* – Presencia de pensamientos persistentes intrusivos e irracionales (obsesiones) y sus comportamientos relacionados (compulsiones).
   b. *Trastorno limítrofe ó fronterizo* – Impulsividad e inestabilidad en el afecto y las relaciones.
3. Características PSG de trastornos obsesivo-compulsivo y trastornos fronterizos: Patrón de bajo ingreso de sueño y ↓ LS MOR.

Esquizofrenia

1. Trastorno siquiátrico crónico caracterizado por alucinaciones, delirios, lenguaje desorganizado, afecto aplanado, comportamiento dirigido a metas limitado, y pensamiento y producción del lenguaje restringidos.
2. Quejas relacionadas con el sueño: Insomnio, SDE, sueños atemorizantes, períodos polifásicos de sueño, e inversión de los patrones de sueño día-noche.
   a. El insomnio es común durante la descompensación aguda sicótica, cuando una persona puede permanecer despierta por períodos prolongados.
   b. La SDE puede verse durante (a) la fase de decaimiento de la esquizofrenia o (b) esquizofrenia residual.
3. A la inversa, la interrupción del sueño puede agravar la sicosis.
4. Características PSG: Patrón de bajo ingreso de sueño, ↓ N3 y ↓ LS MOR.
   a. ↓ Rebote de MOR después de DS.
   b. ↓ TTS y ↓ R durante la fase de crecimiento del trastorno. Se normaliza durante las fases de decaimiento, postsicótica y de remisión del trastorno.
   c. ↑ LS MOR con terapia exitosa de la esquizofrenia.
5. La terapia incluye medicamentos antisicóticos. Clozapina y olanzapina son los más sedantes de los nuevos agentes antisicóticos. Risperidona es menos sedante.
6. La descompensación sicótica aguda puede ser anunciada por empeoramiento del trastorno de sueño.

Parasomnias

Generalidades

1. Las parasomnias son fenómenos físicos o experiencias que ocurren durante el período de sueño. Ellos manifiestan activación de los músculos esqueléticos o del sistema nervioso autónomo durante el sueño.
2. Los trastornos del despertar consisten en despertares confusos, terrores del sueño y sonambulismo.
   a. Mayor prevalencia en niños, con inicio usualmente entre los 4-6 años de edad. La mayoría de los casos resuelven espontáneamente en la adolescencia.
   b. Ocurre predominantemente en el sueño N3, durante el 1er tercio del período del sueño.
   c. Factores de riesgo: DS, AOS, y TMPE.
   d. Terapia: higiene del sueño. Despertar programado (los pacientes son despertados aproximadamente 15-30 minutos antes de la hora cuando la parasomnia ocurre típicamente y luego se les permite que vuelvan a dormir).
3. Las parasomnias que generalmente ocurren durante el sueño MOR incluyen pesadillas, trastorno de comportamiento del sueño MOR y parálisis aislada del sueño. Estas parasomnias tienden a ocurrir durante la 2ª mitad del período de sueño cuando el sueño MOR se hace relativamente más común.

Catatrenia

1. Gruñidos espiratorios intermitentes o gemidos durante el sueño (predominantemente sueño MOR).
2. Otras características incluyen voz ronca al despertar y fatiga leve diurna (ocasionalmente).

3. No asociado a insuficiencia respiratoria, angustia emocional, actividad motora anormal, desaturación de O_2 o arritmias cardíacas.
4. Evaluaciones neurológica y de VA normales.
5. Condición rara. Género: M > F.
6. Curso clínico crónico.
7. Característica PSG: Arquitectura normal de sueño.

Despertares confusos

1. Episodios de confusión que siguen al despertar espontáneo o forzado del sueño.
2. Características clínicas principales:
   a. Desorientación.
   b. Comportamiento inapropiado (ocasionalmente violento).
   c. Amnesia (anterógrada y retrógrada).
   d. Inconsolabilidad.
   e. ↓ Vigilancia y respuesta cognitiva.
   f. Signos mínimos o ninguno de temor o hiperactividad autonómica.
   g. Respuesta embotada a las preguntas u otros estímulos externos.
3. Los eventos pueden ser precipitados por DS (factor de riesgo más importante).
   a. Otros factores de riesgo: Uso de alcohol, despertares forzosos, hipersomnio idiopático, narcolepsia, AOS, TMPE, trabajo por turnos, terrores del sueño y sonambulismo.
4. La mayoría de los episodios duran 5-15 minutos.
5. Patrón familiar fuerte. Género: M = F. Más prevalente entre niños y adultos < 35 años de edad.
   a. Prevalencia en el grupo de edad 3-13

años: 16%.
b. Prevalencia en el grupo de edad > 15 años: 4%.
6. Las consecuencias incluyen interrupción del sueño. La severidad disminuye con el envejecimiento.
7. Dos variantes clínicas:
a. Inercia severa de sueño.
b. Relaciones sexuales estando dormido.
8. Características PSG durante los episodios: Breve actividad delta, sueño N1, períodos de microsueño, o ritmos alfa difusos o pobremente reactivos.
9. La terapia puede consistir en:
a. Eludir la DS. Ensayar extensión del sueño.
b. Despertares programados.
c. Sicoterapia (para la marcada angustia sicológica).
d. Utilización fuera de la indicación apropiada de ATC y BZ.

Síndrome de la cabeza explotando
1. Despertar con un sonido fuerte o sensación de explosión en la cabeza. Puede llevar a insomnio.
2. Puede ser una variante de los comienzos de sueño.
3. Inicia usualmente en la adultez. Género: F > M.
4. No asociado con dolor o complicaciones neurológicas.

Parálisis aislada del sueño
1. Persistencia de la atonía muscular del sueño MOR durante la vigilia.
2. Características claves:
a. No se afecta la respiración.
b. Preservación de la conciencia.
c. Recuerdo completo del evento.
d. Acompañado por alucinaciones en 25-75% de las personas afectadas.
3. Inicio generalmente durante la adolescencia. Género: M = F.
4. Factores de riesgo incluyen DS, horarios irregulares de sueño-vigilia y posición supino al dormir.
5. Otros trastornos asociados con parálisis del sueño:
a. Narcolepsia.
b. Forma familiar de parálisis del sueño (que ocurre al inicio del sueño).

Trastorno de pesadilla
1. Sueños no placenteros y miedosos que a menudo despiertan abruptamente a la persona.
2. Típicamente ocurren durante el sueño MOR en la 2ª mitad del período de sueño nocturno.
a. Las pesadillas se presentan después de un estrés agudo o TEPT y pueden ocurrir durante el sueño No MOR, particularmente en sueño N2.
3. Principales características clínicas:
a. Alerta completa y recuerdo adecuado del sueño precedente al despertar.
b. Retorno retardado a dormir nuevamente.
c. Cambios autonómicos mínimos (no taquicardia y taquipnea significativas).
4. Género: M = F (niños). M < F (adolescentes y adultos).
5. Inicio usualmente a los 3-6 años. Pico de prevalencia a los 6-10 años. Generalmente se hace menos frecuente durante la adultez. Las pesadillas postraumáticas pueden comenzar a cualquier edad y pueden persistir a lo largo de toda la vida.
6. Pueden precipitarse por otros trastornos (AOS, narcolepsia o trastornos siquiátricos), enfermedad febril, medicamentos, trauma e ingesta de alcohol.
a. Los medicamentos que pueden causar pesadillas incluyen las anfetaminas, antidepresivos, antihipertensivos (betabloqueadores), barbitúricos, y agonistas de dopamina. La suspensión del alcohol y los supresores del sueño MOR también pueden desencadenar pesadillas.
7. Las pesadillas frecuentes pueden llevar a insomnio, SDE y ansiedad.
8. Características PSG: ↓ LS MOR, ↑ densidad del MOR y ↑ R.
9. Terapia:
a. Tranquilizar. Higiene del sueño.
b. Terapia comportamental (ensayo con imágenes).
c. Sicoterapia.
d. Ensayo de supresores del sueño MOR para los casos severos. Prazosin o agentes neurolépticos en pesadillas relacionadas con TEPT.

Trastorno de comportamiento del sueño MOR
1. Comportamiento anormal de "actuación de los sueños" y actividad motora compleja durante el sueño MOR asociada con pérdida de la atonía muscular relacionada con el sueño o hipotonía.

2. Características claves:
   a. Despertar rápido y estado de alerta completo.
   b. Recuerdo adecuado del sueño.
   c. Activación del SNA es raro.
   d. Los episodios son más comunes durante la 2ª mitad del período de sueño nocturno.
3. Subtipos clínicos:
   a. TCM subclínico: ↑ tono muscular durante el sueño MOR pero sin características clínicas de TCM.
   b. Síndrome de sobreposición de parasomnia: Co-ocurrencia de TCM y trastornos del despertar.
   c. Estatus disociativo: Comportamientos anormales relacionados con el sueño y mezcla de vigilia, sueño No MOR y MOR [por ej., ausencia de etapas de sueño identificables] durante la PSG.
4. Factores predisponentes incluyen el envejecimiento, la demencia de cuerpos de Lewy, género masculino, medicamentos (por ej., ATC, ISRS o IMAO), atrofia múltiple sistémica, EP y evento cerebrovascular.
5. Prevalencia incrementada de MPES y narcolepsia en pacientes con TCM.
6. Prevalencia: < 1% de la población general. Género: M > F. Más común en adultos mayores (≥ 50 años de edad).
7. Curso crónico y progresivo. Las complicaciones incluyen daños a sí mismo o al compañero de cama, y fragmentación del sueño.
8. La evaluación debe incluir pruebas neurológicas exhaustivas. Está indicado para el diagnóstico, la PSG (con monitoreo EMG adicional de las extremidades superiores [flexor de los dedos] y el registro de video sincronizado con la hora).
   a. Características PSG: Arquitectura normal del sueño. Algunos pueden tener ↑ N3 y ↑densidad del MOR. ↑ tono muscular o actividad fásica EMG durante el sueño MOR. No actividad convulsiva.
   b. TLMS: LIS normal (SDE es rara).
9. RMN y SPECT del cerebro: Disminución del flujo sanguíneo en la porción superior del lóbulo frontal y el puente. Disminución de la unión del transportador de dopamina presináptico nigroestriado.
10. Terapia:
   a. Clonazepam a bajas dosis a la hora de acostarse es efectivo en ≈ 90% de los pacientes.
   b. La melatonina puede restaurar la atonía muscular relacionada con el sueño MOR.
   c. Las precauciones ambientales son esenciales.
11. Hechos increíbles:
   a. Típicamente no hay historia de comportamiento violento o agresivo durante el día mientras está en vigilia.
   b. Los ojos están cerrados durante los episodios de TCM. En contraste, con que los ojos están abiertos durante el sonambulismo.
   c. El TCM clínico, eventualmente se presenta en 25% de los casos de TCM subclínico.
   d. La reevaluación periódica se recomienda para la aparición retardada de otros trastornos neurodegenerativos varios años o décadas después del inicio de TCM.
   e. El clonazepam disminuye los despertares y comportamientos asociados con TCM pero no alteran significativamente el tono elevado EMG durante el sueño MOR.

Enuresis del sueño
1. Vaciado involuntario recurrente durante el sueño que ocurre ≥ dos veces por semana después de los 5 años de edad.
2. Clasificado como primario o secundario:
   a. *Primario*: Niño que nunca ha estado consistentemente seco durante el sueño por 6 meses consecutivos.
   b. *Secundario*: Niño o adulto quien previamente permaneció seco por 6 meses consecutivos y luego comienza a mojar la cama ≥ dos veces por semana por un período de ≥ 3 meses.
3. Enuresis primaria del sueño:
   a. Prevalencia disminuye con el paso de los años.
      i. 4 años: 30%.
      ii. 6 años: 10%.
      iii. 10 años: 5%.
      iv. 15 años: 1%.
   b. Prevalencia incrementada en niños con TDAH o que viven en familias desorganizadas.
   c. Tasa de cura espontánea de la enuresis del sueño primaria: 15% anualmente.
4. Enuresis secundaria del sueño:

a. Factores de riesgo incluyen FCC, constipación crónica, demencia, depresión, diabetes, AOS, convulsiones, estrés, uso de sustancias o medicamentos (alcohol, cafeína o diuréticos) e infección o patología del tracto urinario.

b. Debe sospecharse patología estructural del tracto urinario si: (1) presencia de enuresis diurna, (2) anormalidades en la iniciación de la micción, y (3) flujo urinario anormal.

5. Género: M > F (enuresis primaria del sueño de la infancia). F > M (adultos mayores).
6. Fisiopatología:
   a. Predisposición genética.
   b. ↓ despertabilidad.
   c. ↓ secreción nocturna de hormona antidiurética y vasopresina.
   d. ↓ capacidad vesical urinaria.
   e. Nota: Un niño desarrolla la habilidad de retener el vaciado en presencia de vejiga llena a los 18-36 meses de edad.
7. La evaluación comúnmente consiste en uroanálisis y urocultivo. La evaluación urológica se indica en sospecha de trastornos estructurales del tracto urinario.
8. Características PSG: Ocurre más frecuentemente durante el sueño No MOR en el 1er tercio de la noche.
9. El tratamiento de la enuresis incluye terapia de alarma con campana y almohadilla (70% efectiva), entrenamiento de la vejiga o farmacoterapia (desmopresina o imipramina). La terapia con medicamentos puede ser útil para el control agudo, por ejemplo cuando se duerme fuera de casa.

Trastornos disociativos relacionados con el sueño
1. Estado de fuga nocturna que se desarrolla varios minutos después de despertarse.
2. Características claves:
   a. Comportamiento defensivo, automutilante, sexual o violento.
   b. Vocalización o ambulación.
   c. Amnesia.
3. Características asociadas (en algunos):
   a. Trastornos disociativos diurnos.
   b. Historia de abuso físico o sexual.
   c. Trastornos siquiátricos (TEPT o trastorno de ansiedad).
4. Género: F > M. Inicio durante la infancia y la adultez media. Curso crónico.

Trastorno del comer relacionado con el sueño
1. Ataques repetitivos de comer o beber durante los despertares del sueño. Los despertares parecen ser desencadenados por comportamiento aprendido más que por hambre o sed verdaderas.
2. Características claves:
   a. Falta de, o conciencia parcial del comportamiento anormal.
   b. Amnesia total o parcial.
   c. Consumo de alimentos altos en calorías o sustancias inapropiadas.
3. Género: F > M. Inicio a menudo durante la adultez temprana.
4. Curso es crónico y los episodios a menudo ocurren todas las noches y a cualquier momento durante el período de sueño.
5. Factores de riesgo incluyen pobre higiene de sueño, trastornos primarios del sueño (narcolepsia, AOS, TMPE y sonambulismo [el más importante]), estrés, trastorno del afecto y medicamentos (por ej., zolpidem).
6. Las consecuencias incluyen ganancia de peso, dispepsia, fragmentación del sueño y SDE.
7. Características PSG incluyen despertares del sueño N3 y ocasionalmente, del sueño MOR.

Terrores del sueño
1. Sinónimo: Pavor nocturno.
2. Despertar súbito con profundo miedo e intensa descarga autonómica (taquicardia, taquipnea, sudoración y midriasis). Los despertares generalmente ocurren durante el sueño N3, a menudo en el 1er tercio de la noche.
3. Características claves:
   a. Vocalización (hablando o chillando).
   b. Ambulación.
   c. Confusión.
   d. Amnesia.
4. Género: M = F (niños). M > F (adultos). Inicio usualmente durante la infancia prepuberal. Resolución espontánea generalmente en la adolescencia.
5. Trastorno de sobreposición de parasomnia se define por la coocurrencia de terrores del sueño (o sonambulismo) y TCM.
6. Terapia:
   a. Eludir DS. Ensayo de extensión de sueño.

b. Despertares programados.
c. BZ a bajas dosis.
d. L-5-hidroxitriptamina (puede intentarse en los niños).
e. Hipnosis.

Sonambulismo

1. Características clínicas claves: Ambulación, confusión, amnesia del episodio, comportamiento inapropiado (puede llevar a actividad violenta), despertabilidad disminuida, y ojos abiertos (en contraste, los ojos usualmente están cerrados en TCM).
2. Más frecuentemente ocurre en la etapa N3 del sueño, durante la 1ª mitad de la noche. Ocasionalmente, puede emerger de la etapa N2 del sueño (especialmente con DS).
3. Prevalencia oscila desde 17% (niños) a 4% (adultos). Prevalencia pico entre los 8-12 años de edad. Género: M = F (niños); M > F (casos en adultos asociados con violencia o trauma).
4. La prevalencia de los casos en la infancia está fuertemente relacionada a la historia familiar:
   a. 20% cuando ninguno de los padres está afectado.
   b. 40% cuando uno de los padres está afectado.
   c. 60% cuando ambos padres están afectados.
5. En los niños comúnmente coexisten el sonambulismo, el hablar dormido y los terrores nocturnos.
6. Los factores precipitantes incluyen DS (factor de riesgo más común), estados febriles (en niños), estrés agudo, AOS, estímulos internos o externos (vejiga distendida o ruido), y medicamentos (agentes sicotrópicos) o uso de alcohol.
7. La resolución es espontánea en los casos de la niñez, usualmente en la pubertad.
8. La fisiopatología incluye despertares desordenados e inestabilidad de la etapa N3 del sueño. La exploración con SPECT durante el sonambulismo demuestra activación de las vías tálamocuerpocalloso así como también desactivación de otros sistemas de despertar tálamocorticales. Análisis de poder espectral EEG pueden revelar incremento de la actividad de ondas lentas, mayor fragmentación de N3 y poder delta incrementado previo a los despertares.
9. El tratamiento consiste en despertares programados anticipatorios o medicamentos, tales como BZ o ATCs (cuando los casos son frecuentes o se asocian con lesiones). Hipnosis.

Piernas inquietas y movimiento periódico de extremidades

Generalidades

1. Síndrome de piernas inquietas es un trastorno neurológico caracterizado por urgencia de moverse, o sensaciones no placenteras, que incluyen las piernas (y menos comúnmente las manos) que:
   a. Inicia o empeora durante los períodos de reposo o inactividad.
   b. Se alivia transitoriamente con el movimiento.
   c. Son peores, u ocurren solamente, en la noche.
2. Entre los niños (2-12 años de edad), el diagnóstico requiere cualquiera de:
   a. Presencia de 4 criterios adultos *y* descripción de molestia en las piernas en las propias palabras del niño.
   b. Presencia de 4 criterios adultos *y* ≥ 2 de los siguientes:
      i. Alteración del sueño.
      ii. SPI en el padre o gemelo.
      iii. IMPE de ≥ 5 por hora.

Características demográficas

1. Prevalencia de 3-15% en la población general. Probabilidad incrementada con anemia, uremia, embarazo y envejecimiento. La prevalencia es mayor entre los caucásicos comparada con los asiáticos.
2. Género: F > M.

Curso clínico

1. El inicio puede ocurrir a cualquier edad. Lo más común, en adultos de edad media y mayores.
2. Curso crónico.
3. 70-90% de las personas tienen MPES. Un tercio de las personas con MPES tienen SPI.

Clasificación

1. Los casos primarios (idiopático) pueden estar relacionados con anormalidades en los sistemas dopaminérgicos. Dos subtipos, llamados *de inicio temprano* (síntomas comienzan antes de los 35-45 años de edad, progresión más gradual de los síntomas y más frecuente historia familiar de SPI) y *de inicio tardío*.
2. Secundario.

Factores de riesgo

1. Anemia ferropénica.
2. Uremia.
3. Embarazo. Severidad incrementada durante el 3^r trimestre. Los síntomas disminuyen o desaparecen después del parto.
4. Neuropatía periférica.
5. Trastorno de déficit de atención con hiperactividad.
6. Enfermedad de Parkinson.
7. Diabetes mellitus.
8. Artritis reumatoide.
9. Ingesta de alcohol o cafeína.
10. Cigarrillo.
11. Cirugía gástrica.
12. Uso de medicamentos (ISRS, ATC, IMAO,

litio, antihistamínicos, neurolépticos y antagonistas de dopamina):
   a. Nota: Bupropión no causa ni agrava SPI o MPES.

Consecuencias
1. Insomnio de conciliación y de mantenimiento. Resistencia a la hora de acostarse y despertares nocturnos problemáticos en los niños.
2. SDE debido a fragmentación del sueño.

Evaluación
1. Historia clínica.
2. Evaluación neurológica normal en SPI primario.
3. Evaluación de laboratorio incluye CH(cuadro hemático), hierro sérico, ferritina, folato, electrolitos, pruebas de función tiroidea, glucosa en ayunas y panel renal.
4. La PSG no está indicada de rutina.
5. Prueba de inmovilización sugerida.

Características PSG de SPI
1. Patrón de bajo ingreso de sueño.
2. MPEV > 15 por hora puede estar presente previo al inicio del sueño.
3. MPES puede estar presente.

Prueba de inmovilización sugerida
1. La PSG se realiza una hora previo a la hora de acostarse nocturna habitual con el paciente despierto, sentado en la cama y con las piernas extendidas. MPEV > 40 por hora apoya el diagnóstico de SPI.

Diagnóstico diferencial
1. Acatisia relacionada con el uso de agentes neurolépticos o antagonistas del receptor de dopamina.
2. Neuropatía periférica.

Fisiopatología
1. Disregulación del sistema dopaminérgico:
   a. ↓ Unión al receptor de dopamina.
   b. Hipofunción presináptica dopaminérgica.
   c. ↓ hidroxilasa tirosina en la sustancia nigra.
2. Metabolismo anormal del hierro:
   a. ↓ Hierro cerebral en el putamen, núcleo rojo y en la sustancia nigra.
   b. ↓ Ferritina en LCR. ↑ transferritina en LCR.
   c. ↓ ferritina sérica.

   d. Disminución de la recaptación de hierro y transporte a través de la barrera hematoencefálica.
   e. Nota: La ferritina es necesaria como un cofactor para la hidroxilación de la tirosina, un paso tasa-limitante en la síntesis de la dopamina.

Terapia
1. Tratamiento de las causas subyacentes o de los factores precipitantes.
2. Suplemento de hierro si la ferritina sérica < 50 µg/L.
3. Agentes dopaminérgicos (por ej, levodopa, pergolide, pramipexol, ropinirol y rotigotina).
   a. ↓ síntomas de SPI, ↓ frecuencia de MPES, y mejoría en la calidad de sueño.
   b. Efectos adversos:
      i. Aumento: Inicio temprano o severidad incrementada de los síntomas, o compromiso de otras partes corporales tales como los brazos (más probablemente con levodopa).
      ii. Rebote: Recurrencia de síntomas tarde en la noche o temprano en la mañana (más probablemente con levodopa).
      iii. Pramipexol y ropinirol: Náuseas, somnolencia, ortostatismo y desarrollo de trastorno compulsivo.
         1. Ropinirol: Hepáticamente metabolizado.
         2. Pramipexol: Eliminación renal.
      iv. El uso de Pergolide ha sido asociado con el desarrollo de fibrosis pleuropulmonar y de válvulas cardíacas.
   c. No recomendado su uso en niños ni en mujeres en embarazo.
4. Benzodiacepinas (por ej., clonacepam).
   a. ↓ síntomas de SPI ↓ despertares relacionados con MPES y mejoría de la calidad del sueño.
   b. No disminuye la frecuencia de MPES.
5. Agentes opioides (por ej., oxicodona y propoxifeno).
   a. ↓ síntomas SPI y ↓ MPES.
   b. Puede ser considerado para síntomas severos refractarios a otra terapia.
6. Otros medicamentos:
   a. Agentes anticonvulsivantes (por ej., carbamacepina y gabapentin): Gabapentin puede considerarse para SPI acompañado por dolor.

b. Clonidina.

Movimientos periódicos de extremidades durante el sueño

1. Movimientos recurrentes de piernas que comúnmente consisten en flexión parcial del tobillo, rodilla y cadera con extensión del hallux (imagine halando hacia atrás su pié y pierna después de pisar sobre el acelerador con sus dedos.) El compromiso de la extremidad superior consiste en flexión del codo.
2. También puede ocurrir mientras se está sentado o recostado durante la vigilia apacible, conocida como movimiento periódico de extremidades durante la vigilia (MPEV).
3. Prevalencia de 5% en la población general. Más común entre los adultos de edad media y mayores. Género: M = F.
4. Comparte muchos de los factores de riesgo de SPI. Trastornos que están asociados con MPES incluyen SPI (el más importante), narcolepsia, TCM, AOS y lesión de médula espinal.
5. La PSG se requiere para el diagnóstico de MPES (utilizando EMG de los músculos tibiales anteriores). Criterios diagnósticos:
   a. Duración de 0.5-5 segundos.
   b. Ocurre en unas series de ≥ 4 contracciones consecutivas.
   c. Intervalo entre los movimientos de 5-90 segundos desde el *inicio* de un movimiento de extremidades hasta el *inicio* del próximo.

d. Amplitud EMG de ≥ 25% de los niveles basales observados durante la biocalibración.
e. Contracciones que ocurren simultáneamente en ambas piernas son contadas como un movimiento.
f. Movimientos de las piernas que ocurren durante los despertares relacionados a eventos de TRAS no se cuentan.
6. Índice de movimiento periódico de extremidades (IMPE) es el número total de MPES por hora de TTS.
   a. IMPE es anormal si (1) > 5 en niños y (2) > 15 en adultos.
7. Nota:
   a. Existe una variabilidad significativa noche a noche en la frecuencia de MPES. Los MPES son más frecuentes durante la 1ª parte del período de sueño. La calidad del sueño puede mejorar durante la parte tardía del sueño.
   b. Más común durante el sueño No MOR, especialmente sueño N2, que sueño MOR.

Trastorno de movimiento periódico de extremidades

1. TMPE se define como los MPES sintomáticos con quejas de alteración del sueño o SDE. El IMPE no se correlaciona con el grado de alteración de sueño o SDE.
2. La terapia de TMPE es similar a la de SPI. No se indica terapia específica para MPES asintomático.

Trastornos del ritmo circadiano del sueño

Generalidades

1. Causado por un desalineamiento recurrente o persistente entre el horario de sueño deseado y el ritmo circadiano sueño-vigilia.
2. Puede estar asociado con insomnio o SDE (o ambos).

Trastorno de fase avanzada de sueño

1. Hora de acostarse temprano (6-9 pm) y hora de levantarse temprano (2-5 am). Inhabilidad para retardar la hora de dormir. El sueño, por sí mismo, es normal para la edad.
2. Somnolencia excesiva tarde en la tarde o temprano en la noche. Despertar matutino que es más temprano que lo deseado.
3. El inicio es comúnmente durante la edad media. Prevalencia de 1% en los adultos de edad media y mayores. Género: M = F.
4. Fisiopatología:
   a. Mecanismos posibles incluyen (a) Período del ritmo circadiano endógeno más corto que el normal; (b) inhabilidad para retardar la fase; y (c) regulación homeostática del sueño alterada.
5. El diagnóstico requiere diarios de sueño o actigrafía realizada a lo largo de varios días. El avance de la fase en TCmin e IMLA. En el test Horne-Ostberg es de "tipo matutino".
6. PSG: Normal si se realiza durante la hora de sueño avanzada preferida. ↓ LIS, ↓ TTS y ↓LS MOR si se realiza a una hora de dormir convencional y más tarde.
7. Terapia: Terapia de luz brillante temprano en la noche (antes de TCmin). Cronoterapia (gradualmente se desvía la hora usual de dormir hasta que se alcanza la hora deseada de acostarse).
8. Puntos claves:
   a. Debe excluirse depresión, que puede también estar presente con los despertares tempranos.
   b. El niño preadolescente puede tener un grado leve de fase avanzada.

Trastorno de fase retardada de sueño

1. Inhabilidad crónica para quedarse dormido sino hasta las horas matutinas tempranas (1-6 am) y dificultad para levantarse sino hasta tarde en la mañana o temprano en la tarde (10 am a 2 pm). En pocas palabras, el período nocturno mayor de sueño ocurre habitualmente más tarde que lo deseado o de la hora de acostarse socialmente aceptada.
   a. No existe dificultad en permanecer dormido después de que comienza el sueño.
   b. Ocasionalmente, dificultad marcada para despertarse en la mañana que puede estar asociada con confusión (inercia de sueño).
2. El trastorno se debe a un retardo en la fase del ritmo circadiano sueño-vigilia asociado a una inhabilidad para avanzar la fase, para corregir la alteración.
3. El inicio es a menudo durante la adolescencia. Prevalencia de 0.1-0.2% en la población general.
   a. Más común entre los adolescentes y los adultos jóvenes con una prevalencia de 2-15% en este grupo de edad.
   b. Género: M > F.
4. Curso crónico. La severidad puede disminuir con el paso de los años.
5. Diagnóstico se hace por la historia y los diarios de sueño.
   a. Monitoreo de actigrafía por ≥ 7 días revela un retardo estable del período de sueño habitual.
   b. "Tipo noctámbulo" marca en la escala cronotipo de Horne-Ostberg.

c. Retardos en el momento de TCmin e IMLA están presentes.
d. La PSG no está rutinariamente indicada para el diagnóstico de TFRS.
6. Características PSG: (1) ↑ LIS y ↓ TTS cuando se realiza durante las horas convencionales de sueño-vigilia; o (2) Arquitectura normal de sueño cuando se realiza durante el período de sueño habitualmente retardado.
7. Tratamiento
a. *Terapia con luz brillante* (exposición a luz programada temprano en la mañana y evitar la exposición a luz brillante en la noche). La exposición a la luz debe ocurrir después de TCmin, la cual es a menudo cerca de 1-2 horas después de la hora promedio de sueño habitual.
b. *Cronoterapia* (bien sea retardo de fase progresivo o avance de fase progresivo del episodio mayor de sueño hasta que se alcanza la hora de acostarse deseada).
c. *Melatonina* administrada en la noche temprano (efecto de cambio de fase es menos potente que la terapia con luz brillante).

Trastorno circadiano no alineado (no-sincronizado, no sueño-vigilia 24 horas)

1. Retardo diario progresivo en las horas de inicio del sueño y despertar que resulta en problemas *recurrentes periódicamente* de insomnio o SDE. El período mayor de sueño progresivamente "marcha" a lo largo del día, tarde y noche.
2. TSNA es debido a sincronización anormal entre el ritmo circadiano endógeno de sueño-vigilia y el ciclo luz-oscuridad ambiental de 24 horas. El bloqueo de entrada de influencias exógenas, tales como la luz, hace que los patrones sueño-vigilia dependan únicamente de los ritmos biológicos intrínsecos no alineados que se comportan con una periodicidad ligeramente por encima de 24 horas.
3. La mayoría de las personas afectadas están totalmente invidentes y les falta la entrada fótica.
a. Entre las personas invidentes, el 70% se queja de sueño alterado crónicamente, y el 40% tiene insomnio recurrente y cíclico.
b. El sueño es normal en algunas personas invidentes debido a una vía retinohipotalámica funcional (por ej.,

ellos demuestran supresión de melatonina con exposición a la luz) o a entrada de señales no fóticas.
c. Pueden también estar afectadas personas con visión parcial, con demencia, retardo mental o trastornos siquiátricos.
d. Raro en la población general.
4. El inicio puede ocurrir a cualquier edad. Género: M = F. No patrones familiares conocidos.
5. Curso crónico.
6. Diagnóstico se hace por la historia y diarios de sueño o actigrafía realizada por varios días.
a. Retardos progresivos en TCmin e IMLA.
b. La PSG no está rutinariamente indicada para el diagnóstico.
7. Características PSG:
a. ES normal.
b. LIS progresivamente más larga y TTS más corto cuando la PSG se registra en períodos fijos a lo largo de varios días.
c. Duración normal de sueño si se les permite a los pacientes dormir *ad libitum*.(libremente)
8. Tratamiento:
a. Administración nocturna de melatonina.
b. Terapia de luz brillante para personas con visión parcial o personas invidentes con percepción a la luz.
c. Horarios regulares de sueño-vigilia y actividades diurnas.
9. Inolvidables:
a. TSNA debe considerarse en cualquier persona invidente que se presenta con quejas de episodios recurrentes de insomnio y SDE.
b. Se recomienda una evaluación neurológica para excluir cualquier enfermedad del SNC en personas con visión parcial con TSNA.

Ritmo irregular de sueño-vigilia

1. Ritmo circadiano sueño vigilia no estable. Sueño variable, inconsistente y múltiple y períodos de vigilia a lo largo del día y la noche, y de un día a otro. Tiempo de sueño en conjunto, normal, durante el período de 24 horas.
2. Las personas se presentan con insomnio o SDE.
3. Condición rara. Más frecuentemente visto en asociación con trastornos neurológicos

(por ej., demencia o retardo mental).
Género: M = F.
4. Curso crónico.
5. Evaluación: Historia clínica, diario de sueño y actigrafía.
6. Terapia: higiene del sueño y administración nocturna de melatonina.
7. Punto importante:
   a. Variabilidad de sueño-vigilia es común entre los infantes recién nacidos y no se considera patológico sino hasta después de los 6-9 meses de edad cuando ocurre la consolidación del sueño nocturno.

Jet lag

1. Insomnio transitorio o SDE que sigue después de un viaje rápido hacia el este o al oeste a través de múltiples ($\geq$ 2) husos horarios debido a falta de sincronía con la nueva hora local.
   a. Viaje al oriente: Insomnio de conciliación y dificultad para despertarse al día siguiente.
   b. Viaje al occidente: Somnolencia nocturna temprano y despertar temprano en la mañana.
2. Los síntomas son peores (a) después de un viaje al oriente, (b) con mayores cantidades y transiciones de husos horarios, y (c) con el aumento de la edad.
3. El curso es autolimitado. Los síntomas remiten espontáneamente en aproximadamente un día por cada huso horario atravesado.
4. Características PSG: $\downarrow$ ES y $\uparrow$ WASO.
   a. $\uparrow$ LIS con viaje directo al oriente.
5. Terapia:
   a. Fototerapia.
      i. Exposición nocturna a luz brillante para viaje al occidente.
         1. Por ejemplo, para viajar desde Nueva York a California, proporcione 30 minutos de luz nocturna en el destino.
      ii. Exposición matutina de luz brillante después de viaje al oriente.
         1. Por ejemplo, para viajar de California a Nueva York, proporcione 30 minutos de luz matutina en el destino.
   b. Agentes hipnóticos de corta acción o melatonina a la hora de acostarse para el insomnio.
6. Regla de oro: Otro diagnóstico (por ej., insomnio sicofisiológico) debe ser considerado si la alteración de sueño persiste por > 2 semanas después del viaje aéreo.

Trastorno de sueño de trabajo por turnos

1. La alteración del sueño está directamente relacionada con horarios de trabajo no estándar, y es debida a disparidad entre la hora de trabajar y el requerimiento de sueño.
2. Cerca del 20% de la población activa en países industrializados está comprometida en algunos de los horarios de las formas de trabajo no estandarizados (turnos rotatorios u horarios de trabajo nocturno permanente)
3. Cerca del 10% de los trabajadores por turnos desarrollan TSATT (somnolencia y alerta disminuida durante los turnos nocturnos, insomnio durante los períodos de sueño diurno, y sueño no reparador).
4. Los factores que incrementan el riesgo de desarrollar TSATT incluyen: (a) envejecimiento, (b) género femenino, (c) preferencia de ritmo circadiano"matutino", y (d) horario de rotación de turnos retrógrado (en sentido contrario a las agujas del reloj).
5. Las consecuencias de TSATT incluyen:
   a. $\uparrow$ accidentes relacionados con el trabajo.
   b. $\downarrow$ QOL.
6. La evaluación incluye diarios de sueño registrados por varios días. La actigrafía puede ayudar en el diagnóstico. La PSG no está rutinariamente indicada.
7. Características PSG: Patrón de bajo ingreso de sueño.
8. La terapia involucra medidas que aumenten la alerta nocturna (exposición a luz brillante programada apropiadamente en el lugar de trabajo ; siestas antes, o durante el trabajo nocturno; y administración de sicoestimulantes [por ej., cafeína, modafinil o armodafinil] durante las horas nocturnas laborales).
   a. Incremento del sueño diurno (uso de hipnóticos, incluyendo la melatonina, previo al sueño diurno del turno posterior; y exposición a la luz diurna restringida, como utilizar anteojos oscuros, durante el viaje matutino desde el trabajo a la casa).

Trastornos del ritmo circadiano del sueño debidos a trastornos médicos o neurológicos

1. Encefalopatía por cirrosis hepática.
2. Demencia.

Terapia de los trastornos del ritmo circadiano del sueño
1. Exposición de luz *después de la TC*min *avanzará* la fase de los ritmos circadianos. Exposición de luz *antes dela TC*min *retardará* la fase de los ritmos circadianos.
2. Para TSATT:

    a. Exposición de luz *antes de la* TCmin para el horario de trabajo rotante por un día-a tarde-noche.

    b. Exposición de luz *después de la* TCmin para el horario de trabajo por una noche-a tarde a día

3. La terapia de luz debe ser complementada con restricción apropiada de luz, bien sea al inicio o al final del período de sueño.
4. La retinopatía es una contraindicación a la terapia luminosa.

Otros trastornos en una cáscara de nuez

En esta sección
Activación alternante de los músculos de las piernas
Mioclonía benigna del sueño de la infancia
Trastorno ambiental del sueño
Mioclonía fragmentaria
Temblor hipnagógico del pié
Trastorno hipnótico dependiente del sueño
Dormidor prolongado
Mioclonía propioespinal al inicio del sueño
Paro sinusal relacionado con el sueño MOR
Trastorno de movimientos rítmicos
Dormidor corto
Hiperhidrosis en el sueño
Síndrome de deglución anormal relacionado con el sueño
Bruxismo relacionado con el sueño
Síndrome de ahogamiento relacionado con el sueño
Laringoespasmo relacionado con el sueño
Calambres en las piernas relacionados con el sueño
Taquipnea neurogénica relacionada con el sueño
Erecciones dolorosas relacionadas con el sueño
Inicio del sueño
Hablar dormido
Ronquido
Trastorno del sueño dependiente de estimulantes
Síndrome de subalerta
Síndrome de muerte súbita del infante
Síndrome de muerte súbita nocturna inexplicada
Alucinaciones hipnagógicas terroríficas
Trastorno del sueño inducido por toxinas

Activación alternante de los músculos de las piernas

1. Actividad breve del músculo tibial anterior de una pierna que alterna con la actividad del mismo músculo en la otra pierna. Puede ocurrir o no con despertares.
2. Raro. Más común entre los adultos de edad media. Género: M > F. Los episodios pueden ser desencadenados por medicamentos antidepresivos. Curso benigno.
3. Características PSG: activación repetitiva, alternante del EMG del tibial anterior. Cada activación EMG dura entre 0.1-0.5 segundos, $\geq$ 4 activaciones musculares ocurren en secuencia con duración de 1-30 segundos, y con < 2 segundos entre las activaciones.

Mioclonía benigna del sueño de la infancia

1. Sacudidas mioclónicas repetitivas, breves y bilaterales (que involucran grupos musculares grandes, tales como el tronco, extremidades, o aún el cuerpo entero) que ocurren solamente durante el sueño (predominantemente durante el sueño tranquilo). No se acompaña de actividad convulsiva o despertares.
2. Puede observarse en infantes normales neurológicamente, durante los 1os 6 meses de vida. Raro. El inicio es generalmente durante la primera semana de vida. Género: M = F.
3. Curso benigno y autolimitado.
4. Características PSG: Mioclonía que ocurre a 4-5 sacudidas por segundo que recurre cada 3-15 minutos.
5. No se necesita terapia específica.

Trastorno ambiental del sueño

1. Quejas de sueño (insomnio, SDE o parasomnia) que se deben directamente a factores ambientales adversos, tales como

ruido excesivo.
2. La alteración del sueño es más común entre los adultos mayores, y es más aparente durante la 2ª mitad del período de sueño.
3. Características PSG:
   a. Si la PSG se realiza en el laboratorio de sueño: arquitectura y duración normales del sueño.
   b. Si la PSG se realiza en el ambiente usual de sueño: Patrón de bajo ingreso de sueño.
4. El tratamiento consiste en remoción del/los agente/s ofensivo/s.

Mioclonía fragmentaria
1. Episodios de contracciones asincrónicas y asimétricas como tics de los músculos faciales, del tronco y extremidades que duran desde 10 minutos a casi una hora.
2. Pueden acompañar AOS, ACS, síndromes de hipoventilación, narcolepsia, insomnio, TMPE, SPI y enfermedad de Niemann-Pick (tipo C).
3. Raro. Género: M > F.
4. El inicio es generalmente durante la adultez. Curso benigno.
5. Generalmente asintomático (muchos casos son hallazgos EMG simplemente incidentales durante la PSG), pero pueden llevar a alteración del sueño y SDE.
6. Características PSG:
   a. > 5 descargas EMG breves por minuto.
   b. Sin anormalidades EEG.

Temblor hipnagógico del pié
1. Temblores rítmicos de los pies o dedos que ocurren durante la transición vigilia-sueño o durante las etapas N1 o N2 del sueño.
2. Más común entre los adultos de edad media. Género: M = F.
3. Puede ser un fenómeno normal, pero puede llevar a insomnio de conciliación o interrupción del sueño si es severo.
4. Características PSG: series recurrentes de potenciales EMG de 1-2 Hz en la pierna o pié que duran 10-15 segundos.

Trastorno del sueño dependiente de hipnóticos
1. Alteración del sueño relacionada con el uso habitual de agentes hipnóticos.
   a. Desarrollo de insomnio durante la suspensión abrupta del medicamento.
   b. SDE residual que sigue al uso de medicamentos de larga acción.
   c. Las BZ pueden precipitar o agravar el ronquido o AOS.

Dormidor prolongado
1. El tiempo de sueño es sustancialmente más prolongado que el típico para el grupo de personas de la misma edad (por ej., >10 horas para un adulto joven). La SDE se desarrolla si el TTS es menor que la cantidad requerida de sueño.
2. Inicio durante la infancia. Curso crónico.
3. Diagnóstico apoyado en diarios de sueño o actigrafía.
4. Características PSG: ES normal y ↑ TTS.
5. TLMS es normal después de una cantidad normal de sueño nocturno previa a la prueba.

Mioclonía propioespinal al inicio del sueño
1. Sacudidas musculares espontáneas que ocurren durante la transición de la vigilia al sueño y que desaparecen con el inicio del sueño. Las mioclonías empiezan en los músculos abdominales y el tronco y se diseminan lentamente rostral y caudalmente.
2. Trastorno raro. Género: M > F.
3. Etiología desconocida.
4. Inicio durante la adultez. Curso crónico.

Paro sinusal relacionado con el sueño MOR
1. Episodios recurrentes de paro sinusal, con períodos de asistolia que duran hasta 9 segundos y ocurren durante el sueño MOR.
2. La mayoría de los pacientes son asintomáticos (pueden estar presentes ocasionalmente palpitaciones o dolor torácico impreciso) y no tienen enfermedad cardíaca. El ECG diurno y la arteriografía coronaria son generalmente normales.
3. Los episodios no están asociados con despertares o TRAS.
4. Condición rara.
5. Generalmente no está indicada la terapia.

Trastorno de movimientos rítmicos
1. Movimientos repetitivos, estereotipados y rítmicos que ocurren durante el inicio del sueño y el sueño ligero. Si son frecuentes, pueden llevar a insomnio de conciliación.
2. Incluye el golpe de cabeza, ondular la cabeza, ondular el cuerpo y mecer el cuerpo.
3. El mecer el cuerpo es más frecuente en niños jóvenes (≈ 1 año de edad), mientras

que el golpe de cabeza y el ondular la cabeza son más comunes entre niños mayores.

4. Prevalencia de 60% (9 meses de edad), < 50% (18 meses de edad), y 10% (4 años de edad). Los casos en adultos pueden estar asociados con autismo, retardo mental o sicopatología significativa. Género: M > F.
5. Los factores de riesgo incluyen estrés y falta de estimulación ambiental (por ej., abuso o descuido en los niños).
6. Resolución espontánea con el paso de los años. Pueden considerarse la terapia comportamental y BZ en casos refractarios.
7. Características PSG: 0.5-2 movimientos por segundo que duran < 15 minutos. Frecuencia de movimientos: N1 > N2/N3 > R.

Dormidor corto
1. Duración habitual de sueño ≤ 5 horas diariamente a pesar de intentos voluntarios para prolongar la duración del sueño. Inicio, calidad, continuidad y consolidación del sueño normales. No deterioro en el funcionamiento diurno.
2. Inicio a menudo durante la adolescencia temprana o la adultez joven. Género: F > M.
3. Curso crónico a lo largo de la vida.
4. Características PSG: ↓ LIS y ↓ TTS.
5. TLMS normal.
6. No es necesaria terapia específica.

Hiperhidrosis del sueño
1. Sudoración profusa que ocurre durante el sueño.
2. Puede estar relacionada con AOS, enfermedad febril o embarazo.
3. Puede llevar a despertares frecuentes y fragmentación del sueño.

Síndrome de deglución anormal relacionado con el sueño
1. Encharcamiento de saliva en la cavidad oral durante el sueño debido a mecanismos anormales de deglución.
2. Despertares del sueño debidos a tos y ahogamiento.
3. Un sonido de "borboteo" puede escucharse precediendo cada período de tos.
4. Condición rara. Curso clínico desconocido.

Bruxismo relacionado con el sueño
1. Rechinamiento o apretamiento repetitivo de los dientes durante el sueño.

2. Factores de riesgo incluyen estrés, ansiedad, uso de medicamentos sicoactivos (ISRS, antisicóticos y anfetamina), drogas recreativas, alcohol o cafeína, fumar cigarrillo, parálisis cerebral, retardo mental y, posiblemente, enfermedad dental (por ej., malaoclusión o malformación mandibular). Ciertos trastornos primarios del sueño, tales como AOS, SPI y TCM, están también asociados con probabilidad aumentada de bruxismo en el sueño.
3. La prevalencia es más alta durante la niñez y disminuye con el paso de los años:
   a. Niños: 16%.
   b. Adolescentes y adultos jóvenes: 12%.
   c. Adultos de edad media: 8%.
   d. Adultos mayores: 4%.
4. Género: M = F. Inicio comúnmente durante las 1^a y 2ª décadas de la vida. Tendencia familiar fuerte con 20-50% de las personas con un miembro de la familia con historia de bruxismo.
5. La fisiopatología parece involucrar un evento de microdespertar asociado con una forma exagerada de actividad muscular oromotora masticatoria.
6. Las consecuencias incluyen uso anormal y daño dental, lesión al tejido periodontal, dolor facial o de mandíbula (incluyendo síndrome ATM), cefaleas y ruidos no placenteros que pueden interrumpir el sueño del compañero de cama.
7. El diagnóstico requiere de una historia *vigente* de rechinar o apretamiento de la mandíbula presenciada durante el sueño *y* evidencia de desgaste de dientes.
8. Características PSG:
   a. Arquitectura global del sueño es normal.
   b. Incrementos episódicos en el tono EMG del mentón y los músculos maseteros (que ocurren cada segundo y duran ≥ 0.5-15 segundos).
      i. ≥ 4 episodios por hora de sueño, *o*
      ii. ≥ 25 brotes musculares individuales por hora de sueño, *y*
      iii. ≥ 2 episodios audibles de bruxismo por noche.
   c. Puede aparecer como artefactos en los canales de EEG o EOG que son referenciados a los electrodos del masetero y auricular.
   d. Los episodios son más comunes durante el sueño N1 y N2 comparado con el sueño MOR. Gran variabilidad noche a noche en severidad.
   e. Los episodios pueden estar asociados

con despertares.

f. No hay actividad EEG anormal, tal como convulsiones.

9. La terapia incluye dispositivos intraorales, farmacoterapia por poco tiempo (por ej, BZ, relajantes musculares o administración local de toxina botulínica en los músculos maseteros) y terapia comportamental, tal como ejercicios de relajación muscular.

   a. Cuando los episodios están relacionados con AOS, el tratamiento exitoso de esta última puede eliminar el bruxismo en el sueño.

Síndrome de ahogamiento relacionado con el sueño

1. Despertares abruptos con una sensación de ahogamiento o incapacidad para respirar acompañados de temor y ansiedad.
2. No estridor.
3. Puede llevar a insomnio o fragmentación del sueño.
4. Trastorno raro. Es más a menudo visto durante la adultez temprana y media. Género: F > M.

Laringoespasmo relacionado con el sueño

1. Disnea aguda debida a cese total o casi total del flujo aéreo mientras se está durmiendo, que es seguida por un despertar súbito acompañado de estridor inspiratorio. Las características asociadas incluyen voz ronca transitoriamente y cianosis. Los episodios duran desde varios segundos a varios minutos.
2. Puede ser debido a espasmo de cuerdas vocales o a edema traqueal.
3. Probablemente raro. Más prevalente entre los adultos de edad media. Género: M > F.

Taquipnea neurogénica relacionada con el sueño

1. Taquipnea sostenida que se desarrolla durante el sueño.
2. Puede llevar a fragmentación del sueño y SDE.
3. Condición rara.

Erecciones dolorosas relacionadas con el sueño

1. Erecciones peneanas dolorosas que ocurren durante el sueño MOR.
2. No hay trastorno peneano aparente. No hay dolor durante las erecciones sexuales en vigilia.

3. Quejas de sueño asociadas: insomnio de mantenimiento.

Calambres en las piernas relacionados con el sueño

1. Alteración del sueño debido a espasmos dolorosos o tensión de los músculos de la pantorrilla o el pié. Los calambres frecuentes en las piernas pueden llevar a insomnio o SDE.
2. Los calambres en las piernas se alivian con dorsiflexión forzosa del pié o con masaje local.
3. Los factores de riesgo incluyen envejecimiento, deshidratación e imbalance electrolítico, trastornos endocrinos, ejercicio (vigoroso), uso de anticonceptivos orales, EP y embarazo.
4. El diagnóstico se hace con base en la historia clínica.
5. Si se realiza PSG, muestra un despertar que coincide con brotes no periódicos de actividad EMG de alta frecuencia en el músculo gastrocnemio.

Inicio del sueño

1. Sinónimo: Sacudida hípnica.
2. Contracción muscular súbita de parte o todo el cuerpo que ocurre al inicio del sueño. Puede incluir (a) una sacudida única, breve del cuerpo acompañada de sensación de "caerse"; (b) destellos de luz o imágenes vívidas; (c) sonido fuerte; o (d) sensación somestésica (flotando).
3. Ocurre en 60-70% de la población general. Afecta a todos los grupos de edad. Género: M = F.
4. Factores precipitantes incluyen DS, estrés, ingesta excesiva de cafeína, uso de estimulantes, o actividad física intensa cercana a la hora de acostarse.
5. Características PSG: Microdespertar o despertar de la somnolencia o sueño N1 acompañado por potenciales EMG breves.
6. El curso es generalmente benigno y generalmente no requiere terapia.

Hablar dormido

1. Sinónimo: Somniloquia.
2. Vocalización durante el sueño. Ocurre en todas las etapas del sueño.
3. Género: M = F (niños), M > F (adultos).
4. Factores precipitantes incluyen DS, AOS, TCM, terrores del sueño, despertares confusos, sonambulismo, TCRS, estrés, y enfermedades febriles.

5. No consecuencias aparentes clínicas o sicológicas.

Ronquido

1. Producción de sonido durante el sueño debido a la vibración de las estructuras de la VA.
2. Prevalencia: 10-12% (niños), 20-40% (adultos de edad media) y 40-60% (adultos mayores). Género: M > F (prevalencia puede aumentar durante el embarazo). AOS está presente en cerca del 25-95% de los roncadores.
3. Los factores de riesgo son la obesidad, historia familiar positiva, DS, posición supino al dormir, obstrucción nasal, y medicamentos (relajantes musculares, opioides o BZ), tabaco, alcohol y uso de sustancias.
4. La PSG no está rutinariamente indicada para el diagnóstico (sin embargo, puede considerarse cuando se ha planteado la posibilidad de cirugía de VA).
5. Características PSG: El ronquido es a menudo más alto durante la etapa N3 del sueño y disminuye durante el sueño MOR. No se asocia con despertares, desaturación de O_2, apneas-hipopneas, hipoventilación, o arritmias cardíacas significativas.
6. El tratamiento incluye eludir los factores precipitantes.
   a. Postura no supino para dormir si el ronquido ocurre exclusivamente durante la posición supino al dormir.
   b. Uso de tapones en los oídos para el compañero de cama.
   c. Cirugía nasal o de VA.
   d. Dispositivos orales.

Trastorno del sueño dependiente de estimulantes

1. Insomnio o SDE relacionada con el uso o descontinuación, respectivamente, de medicamentos estimulantes.

Síndrome de subalerta

1. Sensación subjetiva de SDE constante sin evidencia objetiva de somnolencia. No hay historia de siestas frecuentes.
2. Hallazgos en la PSG y TLMS normales.
3. Condición rara. El curso es crónico.

Síndrome de muerte súbita del infante

1. Muerte abrupta, inesperada en un infante aparentemente saludable. La causa de la muerte permanece indeterminada aún después de una historia exhaustiva, evaluación postmortem e investigación de la escena de la muerte.
2. Ocurre predominantemente previo a los 6 meses de edad.
3. Prevalencia de 0.06% en infantes entre 1 mes y 1 año de edad. Género: M > F.
4. Factores de riesgo incluyen (a) prematurez, (b) posición prono al dormir, (c) exposición al fumar tabaco pre y postnatal, (d) Abuso de sustancias por parte de la madre, (e) nacimientos múltiples, (f) embarazo en adolescentes, (g) gemelos con SMSI, (h) bajo nivel socioeconómico, y (i) ocurrencia de apnea en la infancia.
5. La prevención consiste en tener a los infantes dormidos sobre la espalda.

Síndrome de muerte súbita nocturna inexplicada (SMSNI)

1. Muerte súbita que ocurre durante el sueño sin una causa aparente.
2. Mayormente afecta a los adultos saludables masculinos del sudeste asiático entre las edades de 25-44 años.
3. Se ha descrito que las víctimas han gemido, chillado, han tenido una actividad motora violenta, o respiración dificultosa durante unos pocos minutos previos a la muerte.
4. Mecanismos patogénicos desconocidos. En algunas familias con SMSNI está presente una mutación en el gen SCN5A.

Alucinaciones terroríficas hipnagógicas

1. Pesadillas que ocurren al inicio del sueño.
2. Despertar súbito acompañado de intenso temor, alerta completa y un recuerdo vívido del sueño.
3. Condición rara. Curso benigno.

Trastorno del sueño inducido por toxinas

1. Insomnio o SDE debido a excitación o depresión del SNC, respectivamente, por exposición crónica a toxinas (metales pesados o químicos).

Tópicos médicolegales

Apnea obstructiva del sueño

1. ↑ Riesgo de los accidentes automovilísticos (particularmente choques severos) en personas somnolientas con AOS. El riesgo se incrementa aún más con la ingesta concurrente de alcohol. La terapia efectiva de AOS disminuye este riesgo.
2. Muchas personas con AOS no perciben la severidad de su somnolencia (por ej., pobre correlación entre las medidas subjetivas y las pruebas objetivas de somnolencia).
3. Una historia de accidentes que casi suceden, predice el riesgo futuro de accidentes automovilísticos.
4. Pruebas subjetivas u objetivas de somnolencia (por ej., TLMS o TSM-tarea de secuencia motora), IAH, grado de desaturación de O_2, y desempeño en las pruebas de simulación de conducción no predicen consistente y fidedignamente el riesgo de accidentes automovilísticos.
5. Los resultados de las pruebas de simulación de conducción incluyen:
   a. ↑ frecuencia de choques.
   b. ↑ errores de seguimiento.
   c. ↑ frecuencia de lapsos en la atención.
6. Recomendaciones:
   a. Regularmente preguntar acerca de la historia de somnolencia al conducir y accidentes o accidentes que casi suceden relacionados con somnolencia.
   b. Aconsejar en lo que concierne a higiene del sueño, incluyendo el obtener una cantidad adecuada de sueño. Considerar un ensayo de extensión de sueño.
   c. Instruir acerca del evitar conducir mientras se está somnoliento.
   d. Evitar el uso de alcohol y agentes hipnóticos si se planea conducir vehículo.
   e. Evaluar adherencia a la terapia PAP.
   f. Considerar TLMS y/o TMA cuando existe duda acerca del grado de somnolencia.
   g. Considerar un ensayo de modafinil para la somnolencia residual determinada objetivamente a pesar de terapia PAP.
   h. Seguimiento periódico programado.
   i. Considerar el reportar el paciente con SDE secundario a AOS a las autoridades apropiadas, especialmente si:
      i. Historia de accidentes automovilísticos severos relacionados con SDE inexplicada y no tratada.
      ii. No puede proveerse terapia rápida para AOS.
      iii. El paciente rechaza, o es consistentemente no adherente a la terapia de la AOS.
      iv. El paciente falla en restringir el conducir hasta que la AOS haya sido controlada adecuadamente.
      v. Tales situaciones son consideradas como notificables con base en las leyes locales.

Violencia relacionada con el sueño

1. Hay 3 subgrupos de actividad violenta nocturna, conocidos como (a) lesiones autoinfligidas; (b) lesión a otros; y (c) ambas.
2. Trastornos del sueño asociados con violencia relacionada con el sueño incluyen:
   a. Despertares confusos.
   b. Uso de medicamentos y sustancias.
   c. Trastornos de comportamiento del sueño MOR.
   d. Terrores del sueño.
   e. Convulsiones relacionadas con el sueño.
   f. Sonambulismo.
   g. "Sol apagándose".
3. La prevalencia global de violencia relacionada con el sueño es desconocida.
4. Los factores predisponentes para la violencia relacionada con el sueño incluyen:
   a. Alteraciones en los horarios vigilia/sueño.
   b. Familias disfuncionales.
   c. Género masculino.
   d. Historia de abuso físico o sexual.
   e. Estrés.

f. Abuso de sustancias: Drogas y alcohol.
5. Diagnóstico diferencial:
    a. Estados disociativos o fuga.
    b. Estados relacionados con drogas.
    c. Homicidio intencional.
    d. Hacerse el enfermo.
    e. Síndrome de Munchausen.(trastorno facticio)
    f. Estados de trance.
    g. Comportamiento deliberado en vigilia.
6. Evaluación:
    a. Evaluación extensa neurológica, siquiátrica o neurosicológica. La mayoría de las personas no tienen sicopatología subyacente.

b. Polisomnografía. En sospecha de convulsiones, puede necesitar EEG completo.
c. EEGs en vigilia y sueño. EEG no asistido ambulatorio en el ambiente del hogar.
d. Video-telemetría o simples registros de videos familiares.
7. Terapia:
    a. Evitar los factores conocidos facilitadores y desencadenantes.
    b. Higiene apropiada sueño/vigilia.
    c. Evitar DS.
    d. Medidas para evitar lesión. *Protéjase a usted mismo y a los otros de usted".

Principales diferencias en los trastornos de sueño

En esta sección
Pesadillas vs. Terrores del sueño vs. TEPT vs. TCM
Apneas obstructivas vs. apneas centrales
Apnea central del sueño vs. Respiración de Cheyne Stokes
AOS de adultos vs. AOS pediátrica
Narcolepsia vs. hipersomnio idiopático

Pesadillas vs. Terrores del sueño vs. TEPT vs. TCM
1. *Pesadillas.*
   a. Momento de la noche: Segunda mitad de la noche.
   b. Etapa de sueño: sueño MOR.
   c. Nivel de conciencia: Despierto y alerta.
   d. Memoria del episodio: Recuerdo completo.
   e. Retorno subsecuente al sueño: Retardado.
2. *Terrores de sueño.*
   a. Momento de la noche: Primera mitad de la noche.
   b. Etapa de sueño: Sueño N3.
   c. Nivel de conciencia: Confuso y desorientado.
   d. Memoria del episodio: Amnesia parcial o completa.
   e. Retorno subsecuente al sueño: Rápido.
3. *Trastorno de estrés pos-traumático.*
   a. Momento de la noche: Repetitivo.
   b. Etapa de sueño: Ambos, sueño No MOR y MOR.
   c. Nivel de conciencia: Despierto.
   d. Memoria del episodio: Adecuado recuerdo.
   e. Retorno subsecuente al sueño: Variable.
   f. Nota: Asociado con sueños del evento traumático.
4. *Trastorno de comportamiento del sueño MOR.*
   a. Momento de la noche: Segunda mitad de la noche.
   b. Etapa de sueño: Sueño MOR.
   c. Nivel de conciencia: Dormido.
   d. Memoria del episodio: Variable.
   e. Nota: Comportamiento aparentemente resuelto y frecuentemente violento.

Apneas obstructivas vs. apneas centrales
1. *Apneas obstructivas.*
   a. Desaturación de oxígeno: más severa.
   b. Cambios hemodinámicos: mayores.
   c. Esfuerzo respiratorio: Presente.
2. *Apneas centrales.*
   a. Desaturación de oxígeno: menos severa.
   b. Cambios hemodinámicos: menores.
   c. Esfuerzo respiratorio: Ausente.

Apnea central del sueño vs. respiración de Cheyne Stokes
1. *Apnea central del sueño.*
   a. Nadir de desaturación de O_2: siguiendo a la terminación de la apnea.
   b. Momento de los despertares: Terminación de la apnea.
   c. Tiempo del ciclo: más corto (< 45 segundos).
   d. Período de hiperpnea: más corto.
2. *Respiración de Cheyne Stokes.*
   a. Nadir de desaturación de O_2: más retardado.
   b. Momento de los despertares: pico de la hiperpnea.
   c. Tiempo del ciclo: más largo (> 45 segundos).
   d. Período de hiperpnea: más largo.

AOS en adultos vs. AOS pediátrica
1. *AOS en adultos.*
   a. Somnolencia excesiva: Más frecuente.
   b. Hiperactividad y no descanso: menos común.
   c. Causa/s usual/es: Obesidad y/o anatomía orofaríngea estrecha.
   d. Género: M > F.
   e. Características PSG: Interrupción significativa del sueño.
   f. Desaturación de O_2: Mayor.
   g. Despertares relacionados con eventos respiratorios: Más frecuente.
   h. Terapia primaria: PAP.
2. *AOS pediátrica.*
   a. Somnolencia excesiva: menos frecuente.
   b. Hiperactividad y no descanso: Más común.

c. Causa/s usual/es: Hipertrofia adenoamigdalina.
d. Género: M = F.
e. Características PSG: Menos interrupción del sueño.
f. Desaturación de O_2: Menor.
g. Despertares relacionados con eventos respiratorios: Menos frecuente.
h. Terapia primaria: Adenoamigdalectomía.

Narcolepsia vs. hipersomnio idiopático
1. *Narcolepsia.*
   a. Cataplejía: Puede estar presente.
   b. Parálisis del sueño y alucinaciones en el sueño: Puede estar presente.
   c. Siesta diurna: Transitoriamente reconfortante.
   d. Sueño nocturno: Alteración del sueño común.↓ LIS. ↓ LS MOR.
   e. Test de latencia múltiple del sueño: ↓ LIS. SOREMPs presente.

f. Clasificación HLA: DQB1*0602.
g. Hipocretina en LCR: Niveles bajos (narcolepsia con cataplejía). Niveles normales (en algunos casos de narcolepsia sin cataplejía).
h. Respuesta a terapia estimulante: Mejoría más predecible.
2. *Hipersomnio idiopático.*
   a. Cataplejía: Ausente.
   b. Parálisis del sueño y alucinaciones en el sueño: Puede estar presente.
   c. Siesta diurna: No reconfortante.
   d. Sueño nocturno: puede ser normal o prolongado en duración.
   e. Test de latencia múltiple del sueño: ↓ LIS. SOREMPs pueden estar presentes.
   f. Clasificación HLA: CW2.
   g. Hipocretina en LCR: Niveles normales.
   h. Respuesta a terapia estimulante: Mejoría menos predecible.

90 cosas que un Somnólogo debería saber

1. Indicaciones de PSG.
2. Características clínicas claves de SPI en adultos y niños.
3. Terapias cognitivocomportamentales no farmacológicas para el insomnio.
4. Tratamiento de somnolencia persistente en AOS a pesar de terapia PAP.
5. Apnea compleja del sueño.
6. Reglas de puntuación de MPES.
7. Características distintivas de terrores de sueño, pesadillas y ataques de pánico nocturnos.
8. Medidas para contrarrestar la somnolencia en TSATT.
9. Diferencias por género en la prevalencia y presentación de los trastornos de sueño.
10. Síndrome de hipoventilación alveolar central congénito.
11. Convulsiones nocturnas.
12. Terapia farmacológica del insomnio comórbido.
13. Vías aferentes y eferentes del neurosistema circadiano
14. Artefactos PSG y sus medidas correctivas.
15. Manejo de TCM y otros comportamientos violentos relacionados con el sueño.
16. Desarrollo de los hitos en la fisiología del sueño, arquitectura y comportamiento en niños.
17. Cambios en los procesos fisiológicos asociados con insomnio.
18. Tratamiento de AOS en niños y adultos.
19. Tratamiento de las diferentes parasomnias.
20. Soporte ventilatorio para personas con síndromes de hipoventilación.
21. Diferencias entre RCS y ACS.
22. Terapia de luz para jet lag y otros trastornos del ritmo circadiano.
23. Trastornos que pueden predisponer a TCM.
24. Fotoreceptores retinianos involucrados con la entrada circadiana y los efectos de las diferentes longitudes de onda de la luz sobre ellos.
25. Trastornos del afecto y sus efectos sobre el sueño.
26. Características distintivas de los varios trastornos del ritmo circadiano del sueño.
27. Trastornos del despertar.
28. Medidas para contrarrestar la somnolencia.
29. Aspectos médico-legales de AOS.
30. Colocación de electrodos de EEG, EOG y EMG durante la PSG.
31. Síndrome de hipoventilación obesidad.
32. Características clínicas del insomnio paradójico.
33. Tratamiento de las pesadillas con ensayo de imágenes.
34. Ondas EEG.
35. Cambios en la arquitectura del sueño con el uso y suspensión del alcohol.
36. Actigrafía.
37. Neurotransmisores y sus correspondientes sistemas neurales.
38. Distinguir apnea central hipocápnica de la hipercápnica.
39. Causas (incluyendo medicamentos) del trastorno del comer relacionado con el sueño.
40. Curso clínico del trastorno de movimiento rítmico.
41. Curso clínico del Síndrome de Kleine Levin.
42. Consecuencias de la deprivación de sueño.
43. Efectos del envejecimiento sobre la fisiología del sueño y los trastornos de sueño.
44. Tratamiento de SPI y TMPE.
45. Puntuación de las etapas de sueño en adultos, pediátrico e infantes.
46. Atrofia múltiple sistémica.
47. Patrones respiratorios durante el sueño en infantes y adultos.
48. Insomnio familiar fatal.
49. Medición de la respiración y la ventilación durante el sueño.
50. Terapia de la enuresis nocturna.
51. Enfermedad del sueño.
52. Cómo realizar TLMS y TMA.
53. Características ECG de fibrilación atrial, taquicardia de complejo ancho, y taquicardia de complejo estrecho.
54. Síndrome de cabeza explotando.
55. Medicamentos que pueden precipitar o empeorar SPI o TMPE.
56. Reglas de puntuación para eventos respiratorios en adultos y pediátricos.

57. Calambres en las piernas.
58. Síndrome de sobreposición.
59. Trastornos relacionados con el sueño en enfermedad de Parkinson y demencia.
60. Asma nocturna.
61. Medidas para mejorar la adherencia a la terapia PAP.
62. Indicaciones para dispositivos orales para la terapia de AOS.
63. Tratamiento de la respiración periódica de altitud elevada.
64. Diagnóstico diferencial de desaturación nocturna de oxígeno.
65. Tasas de probabilidad, intervalos de confianza y número necesario a tratar.
66. $P_{CRIT.}$
67. Termorregulación durante el sueño.
68. Efecto de las citoquinas en el sueño.
69. Zeitgebers.
70. Melatonina: síntesis y receptores.
71. TCmin e IMLA.
72. Evaluación del reflujo gastroesofágico nocturno.
73. Indicaciones y limitaciones del APAP.
74. Manejo de apneas centrales del inicio de sueño.
75. Puntuación de despertares durante el sueño No MOR vs MOR.
76. Técnicas de extinción para el insomnio en la niñez.
77. Síndromes de cefalea relacionados con el sueño.
78. Escala de somnolencia de Epworth.
79. Genética de la narcolepsia.
80. Diagnóstico diferencial de la somnolencia excesiva.
81. Ventilación servoadaptable.
82. Manejo del bruxismo en el sueño.
83. Uso de la melatonina y la terapia de luz en trastornos del ritmo circadiano del sueño.
84. Efectos adversos del uso crónico de las benzodiacepinas.
85. Genes circadianos de los mamíferos.
86. Estándares de guías de práctica de la Academia Americana de Medicina del Sueño.
87. Terapia comportamental del insomnio de la niñez.
88. Aumento de la curva ventilatoria.
89. Manejo del ronquido simple.
90. Causas de insomnio comórbido.

Épocas y trazados

Etapa despierto.

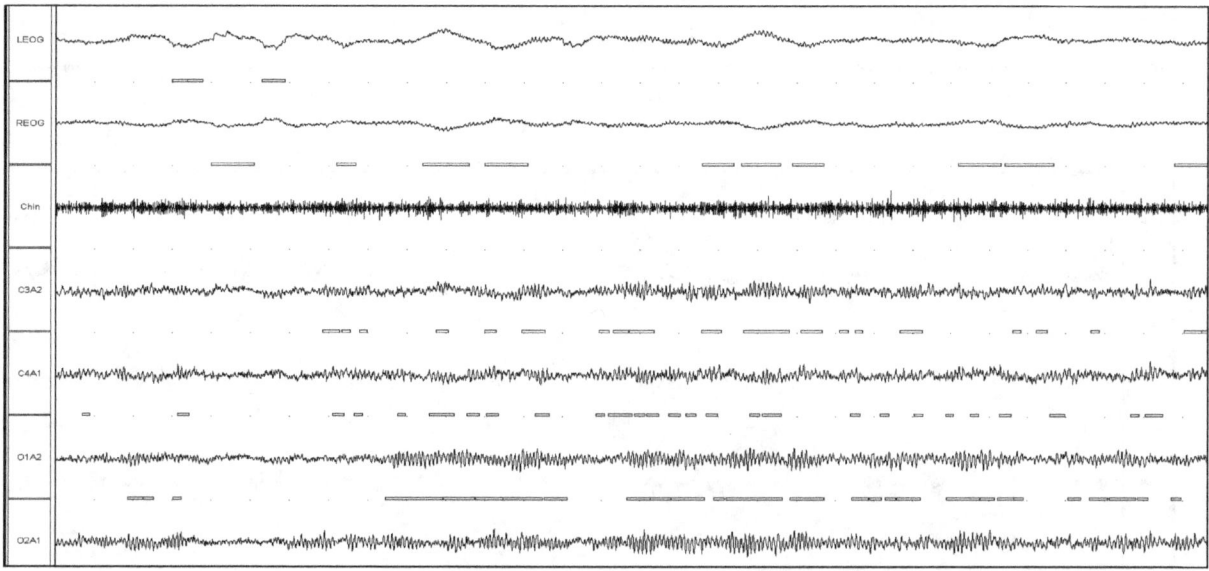

Etapa N1.

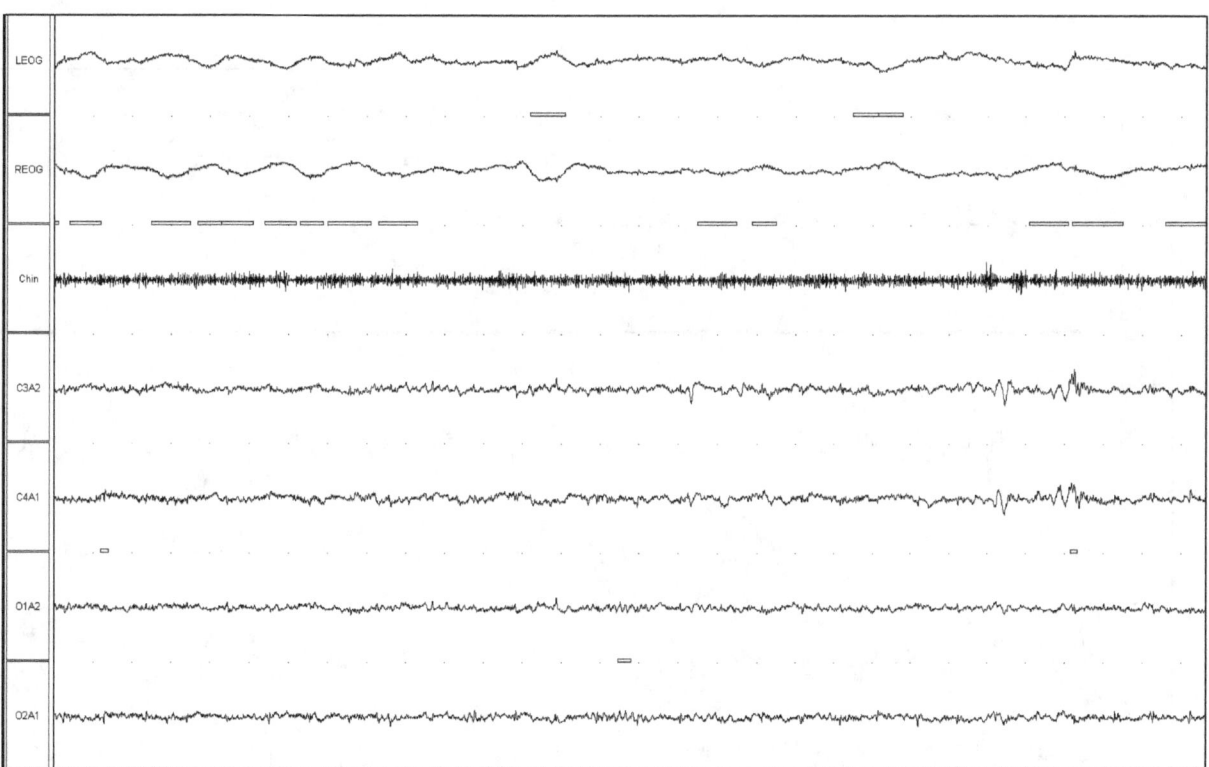

Etapa N2.

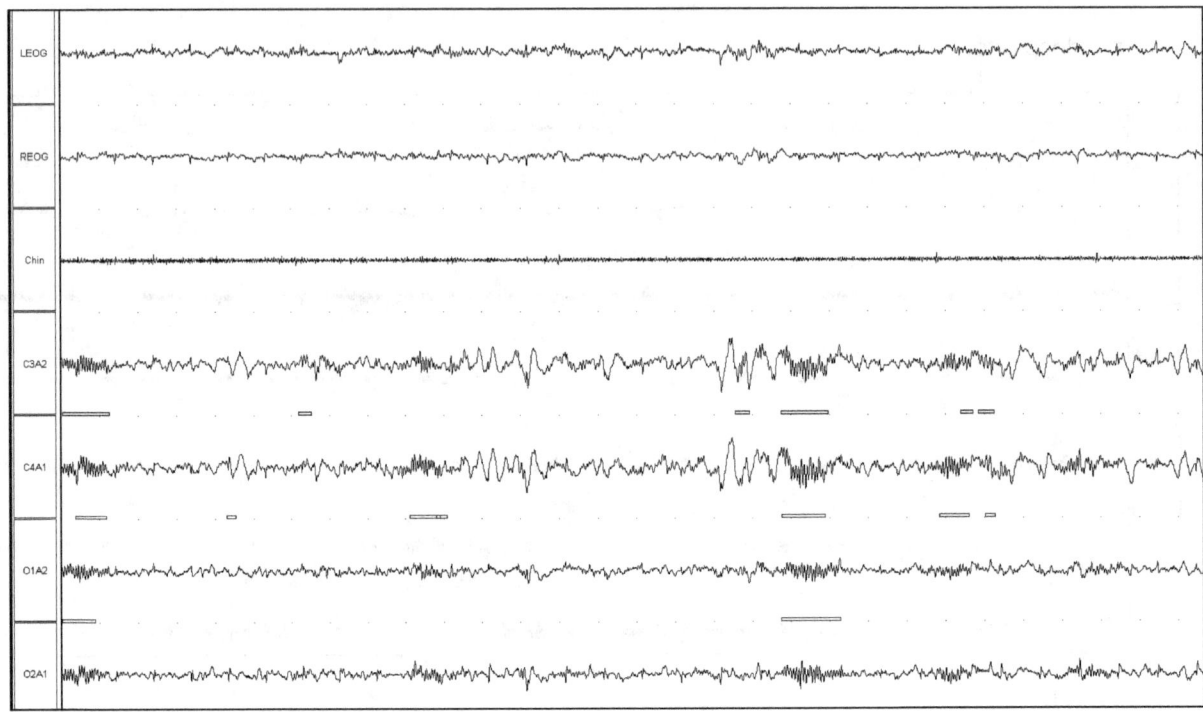

Etapa N3.

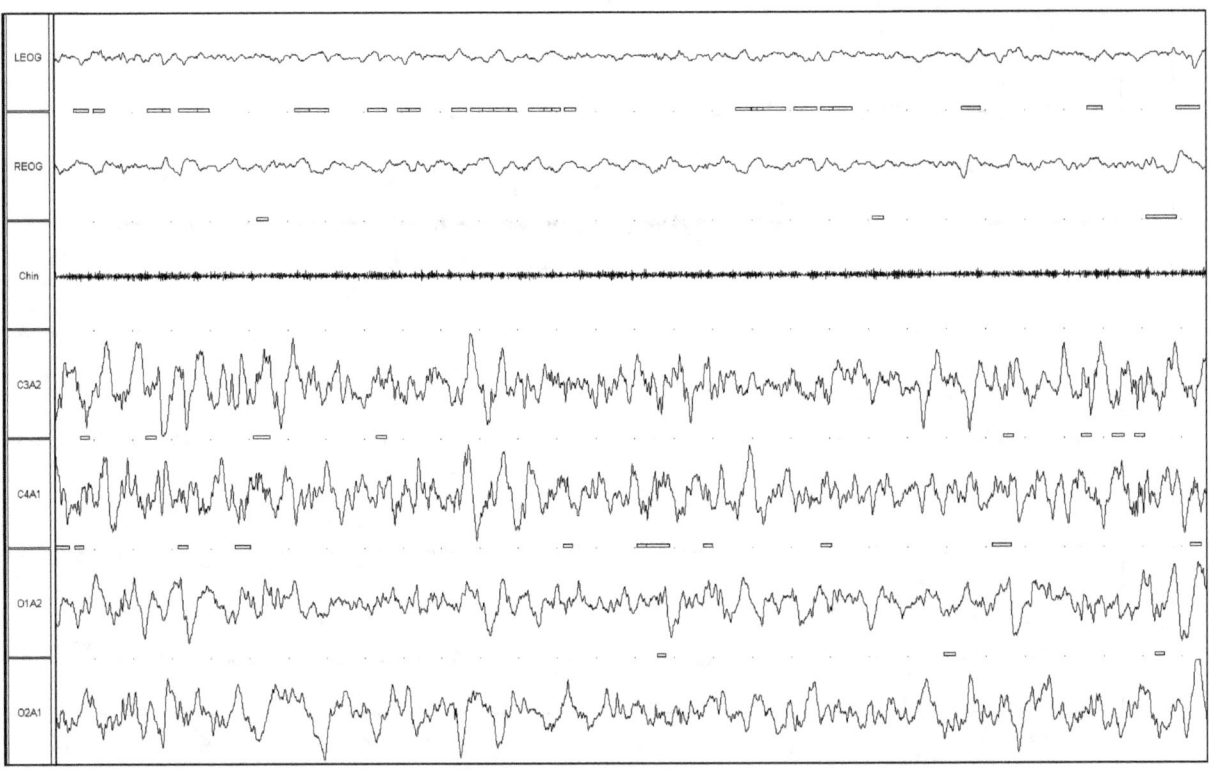

Etapa MOR.

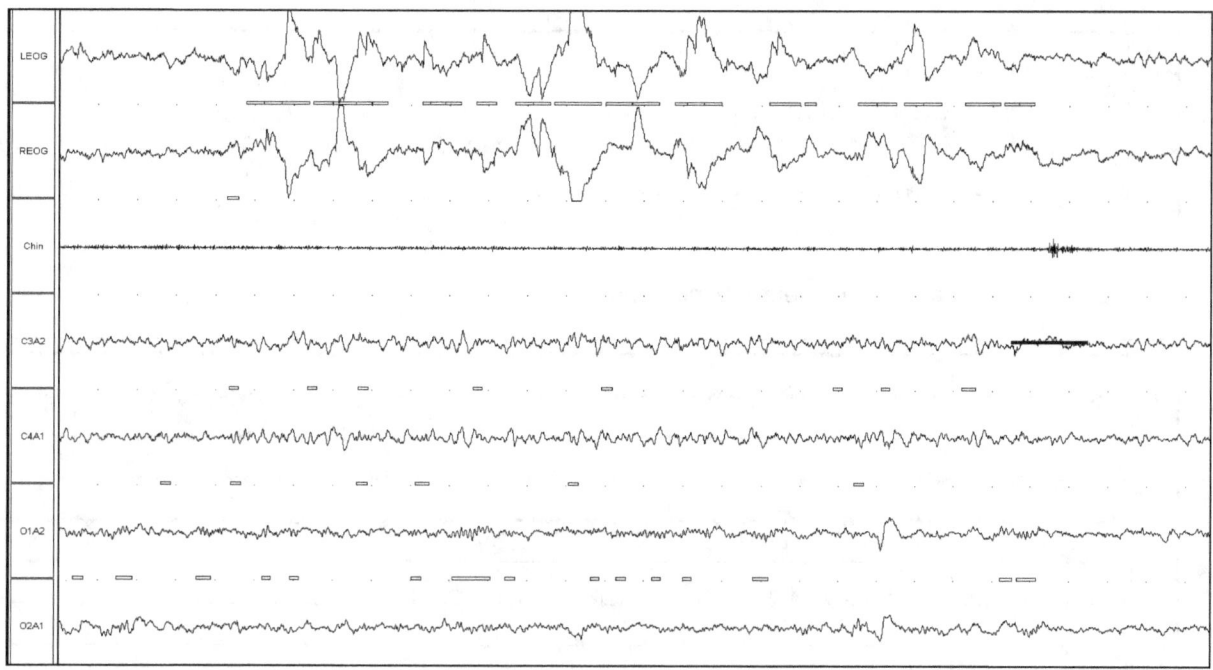

Apnea obstructiva.

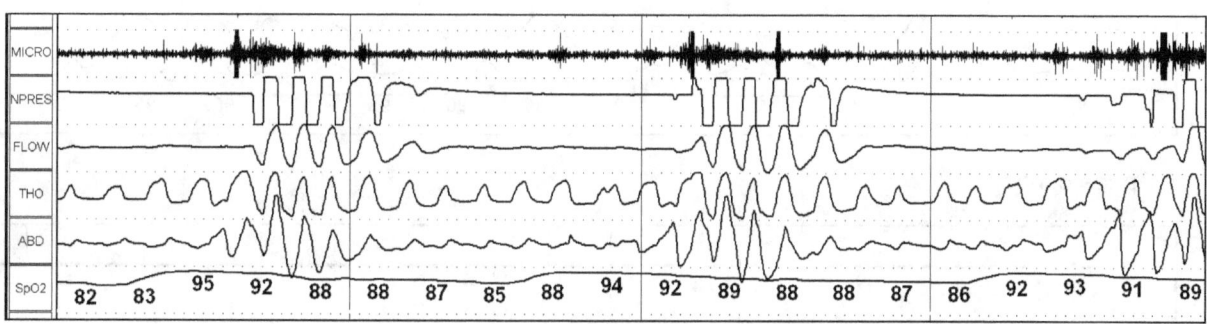

Apnea mixta.

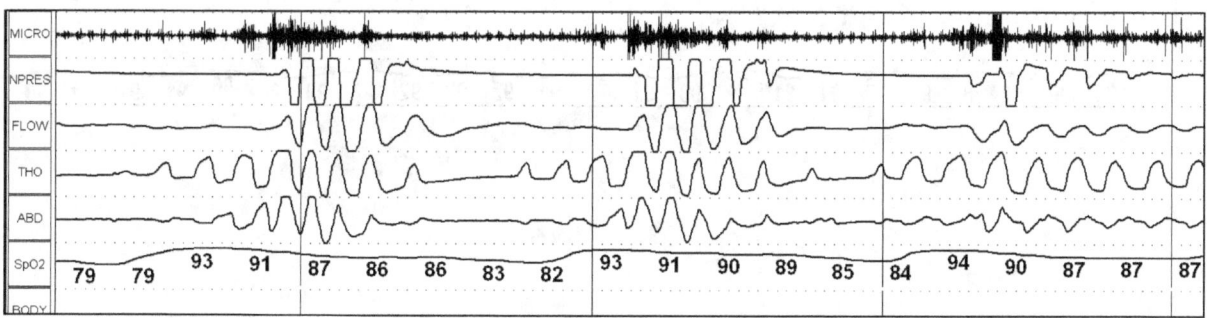

Hipopnea.

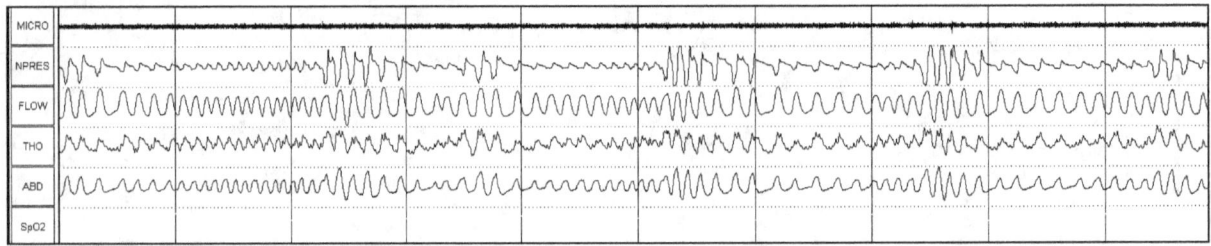

Despertar relacionado con esfuerzo respiratorio.

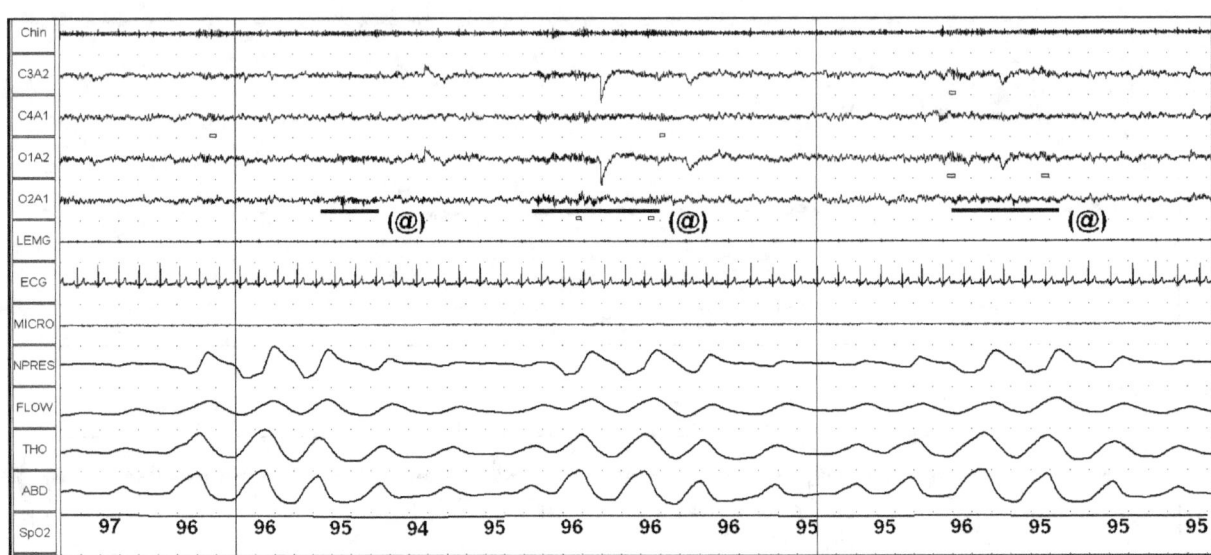

Apnea central.

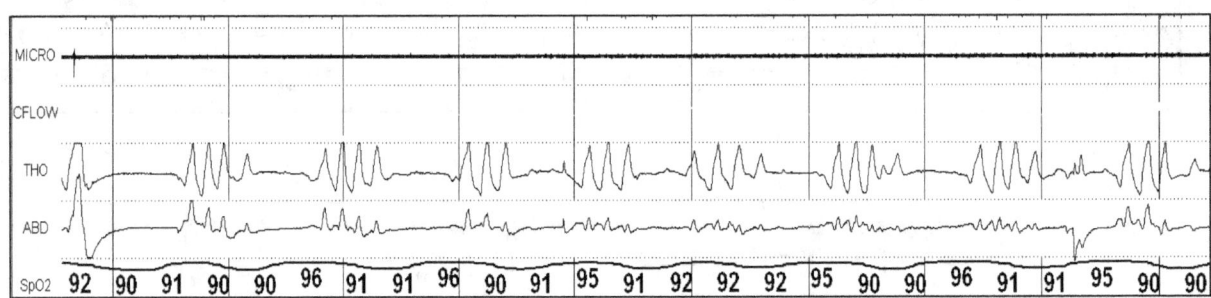

Respiración de Cheyne Stokes.

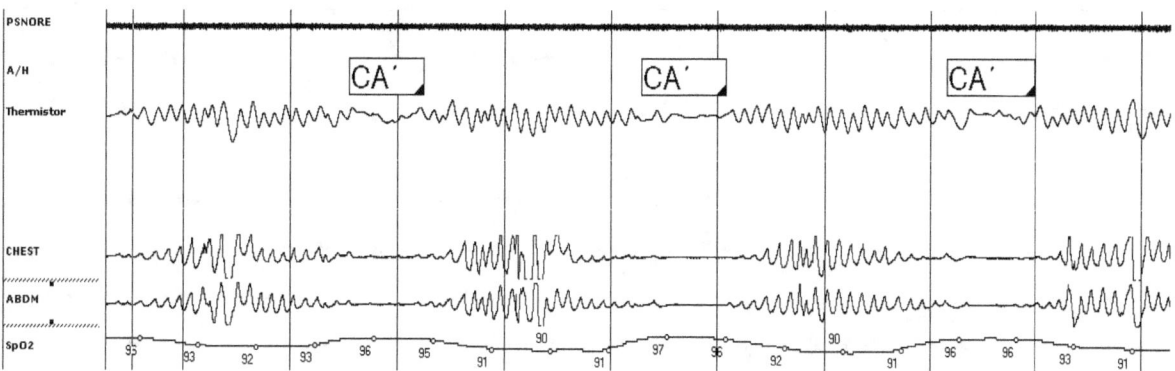

Artefacto por sudoración.

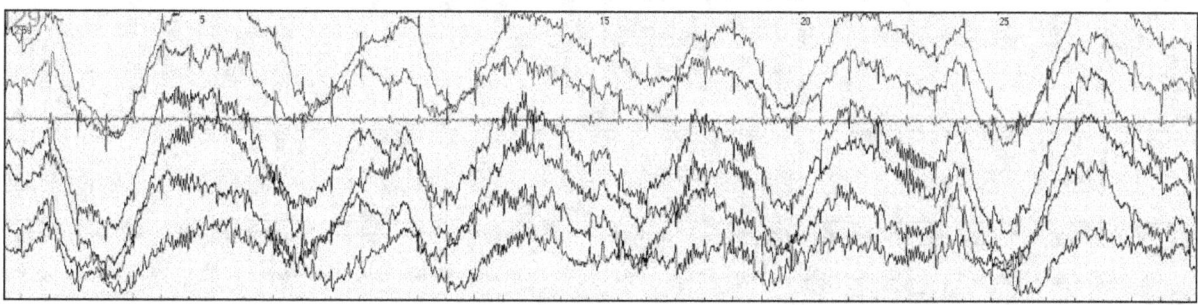

Salto de electrodo.

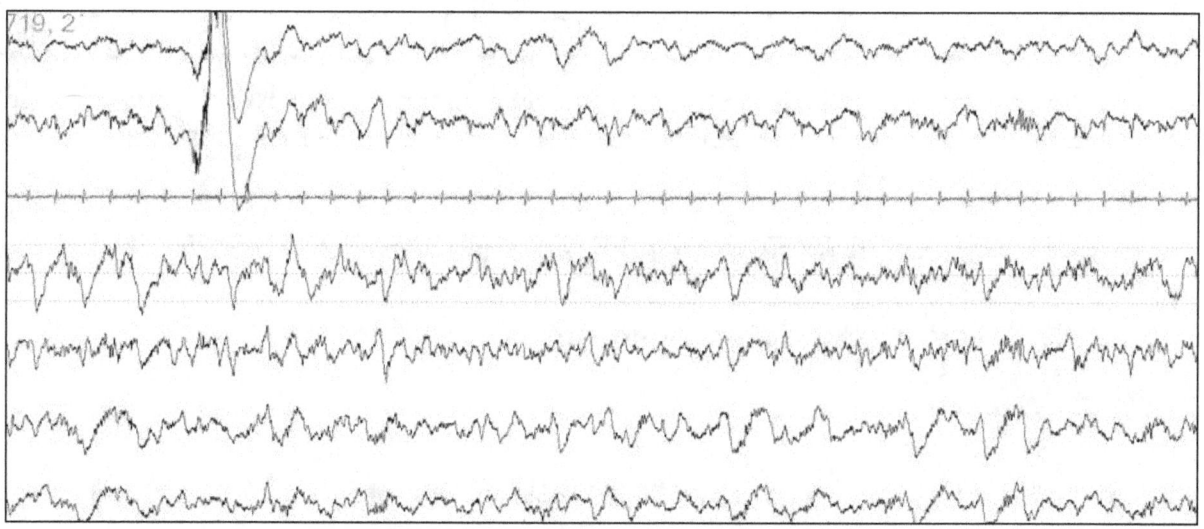

Artefacto 60 Hz.

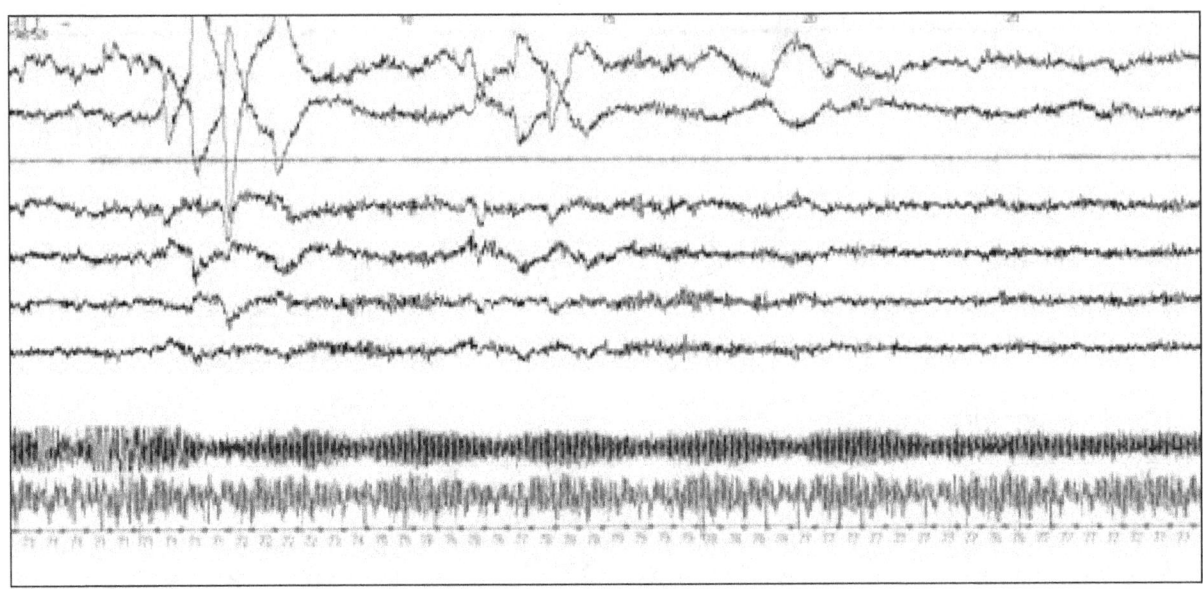

Bruxismo.

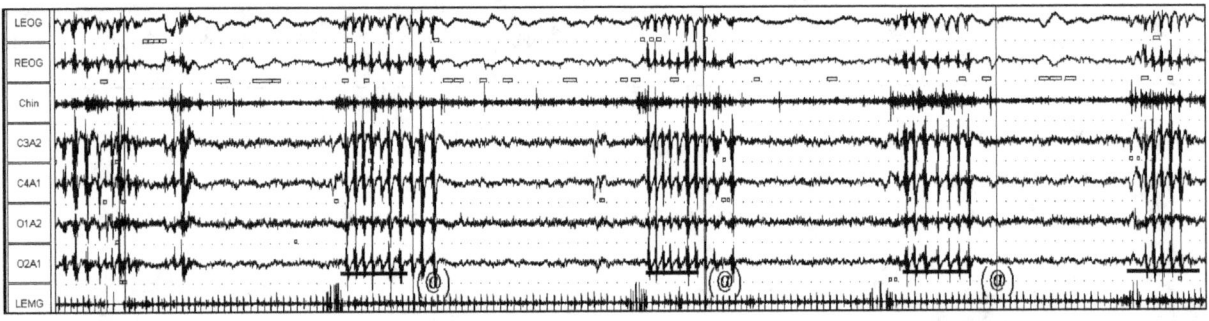

Artefacto EMG.

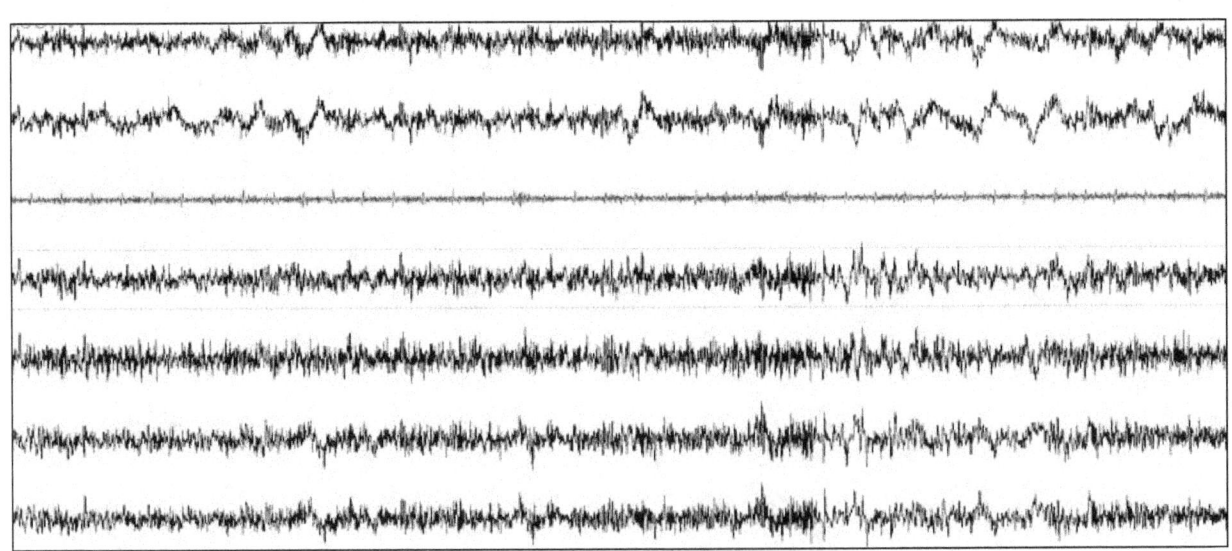

Actividad convulsiva.

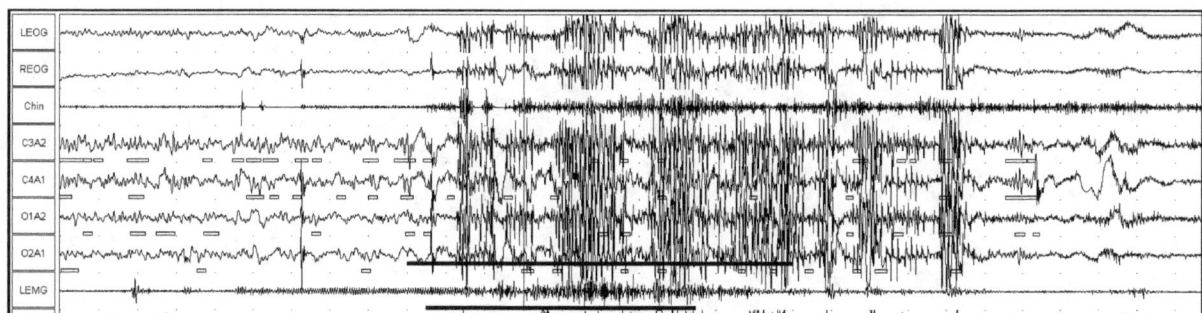

Taquicardia de complejo ancho.

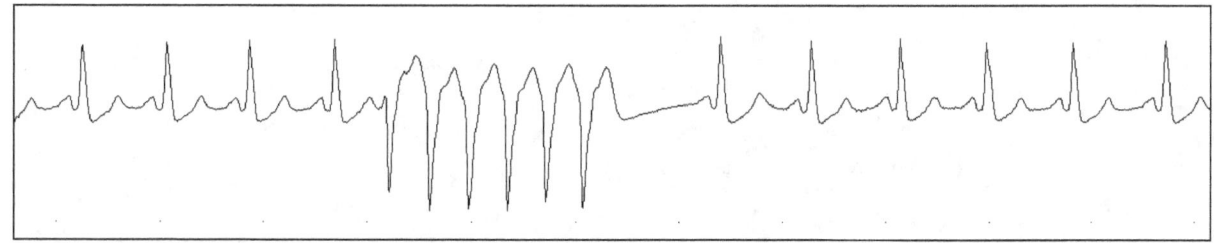

Fibrilación atrial.

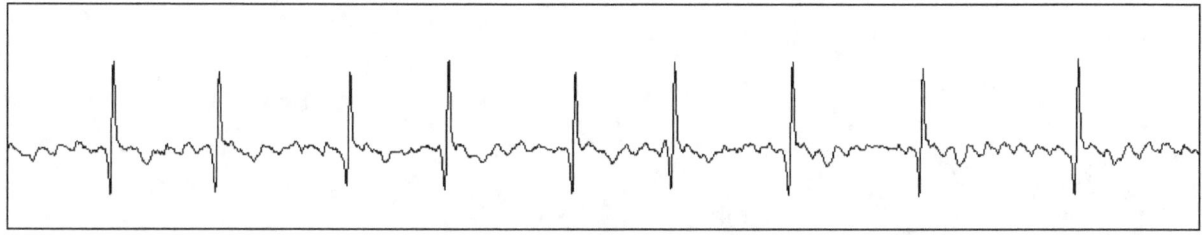

Referencias

1. Lee-Chiong T. Sleep Medicine: Essentials and Review. Oxford University Press, 2008.
2. Lee-Chiong TL (ed). Sleep: A Comprehensive Handbook. John Wiley & Sons, Hoboken, New Jersey, 2006.
3. Lee-Chiong TL, Sateia M, Carskadon M (eds). Sleep Medicine. Hanley & Belfus Elsevier, Philadelpha, 2002.
4. Berry RB. Sleep Medicine Pearls [2nd Edition]. Hanley & Belfus, Philadelpha. 2002.
5. Chokroverty S. Clinical Companion to Sleep Disorders Medicine Second Edition. Butterworth-Heinemann. 2000.
6. Reite M, Ruddy J, Nagel K. Concise Guide to Evaluation and Management of Sleep Disorders, Third Edition. American Psychiatric Publishing. April 2002.
7. Barkoukis TJ. Review of Sleep Medicine. Butterworth-Heinemann. 2002.
8. Lavie P, Pillar G, Malhotra A. Sleep Disorders Handbook. Taylor & Francis. 2002.
9. Perlis ML, Lichstein KL (eds). Treating Sleep Disorders: Principles and Practice of Behavioral Sleep Medicine. John Wiley & Sons, Hoboken, New Jersey, 2003.
10. Sleep Research Society. SRS Basics of Sleep Guide. Sleep Research Society. 2005.
11. Rechtschaffen A, Kales A. A Manual of Standardized Terminology, Techniques and Scoring System for Sleep Stages of Human Subjects. Brain Information Service/Brain Research Institute. University of California. 1968.
12. American Academy of Sleep Medicine. The International Classification of Sleep Disorders, Second Edition: Diagnostic and Coding Manual. American Academy of Sleep Medicine. 2005.
13. Iber C, Ancoli-Israel S, Chesson A, and Quan SF for the American Academy of Sleep Medicine. The AASM Manual for the Scoring of Sleep and Associated Event Rules: Terminology and Technical Specifications, 1st ed: Westchester, Illinois: American Academy of Sleep Medicine, 2007.

Revelación

Se han hecho todos los esfuerzos para verificar la exactitud de los datos en este libro. Algunos errores que se pasaron serán corregidos en ediciones futuras. Mientras tanto, amablemente acepten las disculpas sinceras de los autores si alguna corrección ha sido pasada por alto o si algún concepto no ha sido presentado satisfactoriamente. Los autores no aceptan responsabilidad legal alguna por errores u omisiones que pudieran haber sido cometidos, y no pueden dar garantía relacionada con el material contenido en este manual.

Índice

Progesterona 71,73
Prolactina 19, 24
Proquineticina 2 27
Proteína C-reactiva 16, 21,24
Proteinasa K-resistente a la proteína
priónica tipo 2 35
Prueba de inmovilización sugerida
114
Prueba de simulación de conducción
125
Ptosis 23,45,101
Puente 14,110
Punto de ajuste térmico 21
Radiografía cefalométrica lateral 67
Rafé dorsal 14, 16,45
Reabsorción de agua 18
Rebote 39,40,89,90,92,107,114
Recaída 40,92
Receptor de melatonina 32,40,91
Reducción de la base de la lengua con
hioepiglotoplastia 56
Reflejos osteotendinosos 21,45
Reflujo gastroesofágico 18,
30,31,50,52,68,74,95,130
Reflujo gastroesofágico relacionado con el
sueño 74
Región perifornical hipotalámica16
Relaciones sexuales estando dormido
109
Relajante muscular
39,49,50,52,91,123,124
Renina 18, 20
Reposicionador mandibular 55,56
Resistencia a la hora de acostarse
34,65,66,105,114
Resistencia a la insulina 51,52,72,95
Resistencia vascular sistémica 17, 18
Respiración de Biot 59
Respiración de Cheyne Stokes
58,59,62,74,81,127
Respiración paradójica 52
Respiración periódica
17,34,49,64,67,82
Respiración periódica de elevada altitud
58,60,74,130
Respuesta ventilatoria 23
Respuesta ventilatoria a incremento de
resistencia inspiratoria 17
Respuesta ventilatoria hipercápnica 58
Respuesta ventilatoria hipóxica 17
Restricción de sueño 20,37,38,66
Retardo de fase 117
Retardo mental 100,102,117,122
Reticularis pontis oralis 14
Riesgo de abuso 40
Rinitis alérgica 95

Ritmo circadiano
16,19,25,26,27,28,29,42,74,86,116
Ritmo de la temperatura 22
Ritmo irregular sueño vigilia 28, 29, 117
Ronquido
31,49,50,51,54,55,57,58,62,63,66,68,69
,71,72,74,75,78,79,82,89,92,93,94,98,1
20,121,124,130
Sacudida hípnica 123
Salto de electrodos 83
Sensor térmico oronasal 78
Serotonina 15,16,27,40,47,90
Seudo-huso 77
Sibilancias 97
Sicosis 31,107
Siesta
30,36,37,38,42,43,44,47,50,63,64,66,69
,72,73,84,85,86,118,124,128
Síncope 31,42
Síndrome de ahogamiento relacionado
con el sueño 31, 120,123
Síndrome de deglución anormal
relacionada con el sueño 31, 120,122
Síndrome de dolor crónico 99
Síndrome de Down 68,99,100,101
Síndrome de hipoventilación 55
Síndrome de hipoventilación alveolar
central congénito 61,62,68,74,93,94,124
Síndrome de intestino irritable18, 68
Síndrome de Kleine Levin 43,74
Síndrome de la cabeza explotando
62,74,108,109,129
Síndrome de la unidad de cuidado
intensivo 95,97
Síndrome de muerte nocturna súbita
inexplicada , 31,102,124
Síndrome de muerte súbita del infante
68,120,124
Síndrome de ovario poliquístico
20,50,71,72
Síndrome de piernas inquietas
29,31,62,63,68,74,87,92,93,94,113
Síndrome de Prader-Willi 28,
43,46,67,68,99
Síndrome de resistencia aumentada de
la vía aérea superior 57
Síndrome de Rett 100,103
Síndrome de Shy-Drager 102
Síndrome de sobreposición
61,98,110,111
Síndrome de sueño insuficiente
28,43,56,71
Síndrome de sueño insuficiente inducido
comportamentalmente 42,62, 87
Síndrome pos polio 102
Síndrome premenstrual 71,72

Notas